الدكتور زهير أحمد السباعي

أستاذ طب الأسرة والمجتمع

الرعاية الصحية

نظرة مستقبلية

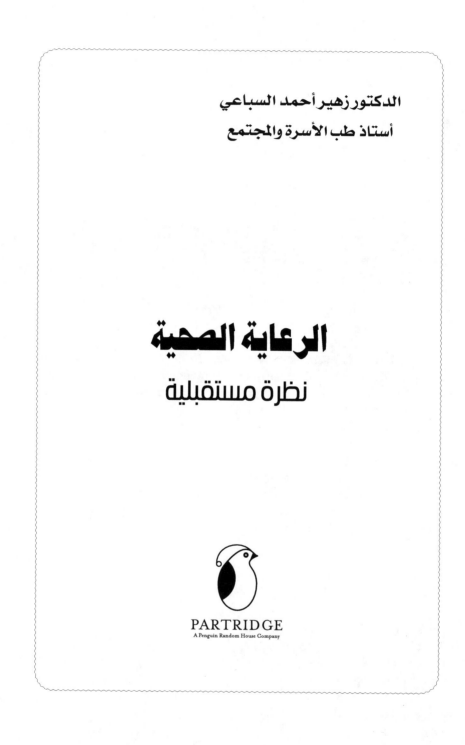

PARTRIDGE

A Penguin Random House Company

ISBN:	Hardcover	978-1-4828-9811-8
	Softcover	978-1-4828-9810-1
	eBook	978-1-4828-9812-5

To order additional copies of this book, contact
Toll Free 800 101 2657 (Singapore)
Toll Free 1 800 81 7340 (Malaysia)
orders.singapore@partridgepublishing.com

www.partridgepublishing.com/singapore

الرعاية الصحية

نظرة مستقبلية

بسم الله الرحمن الرحيم

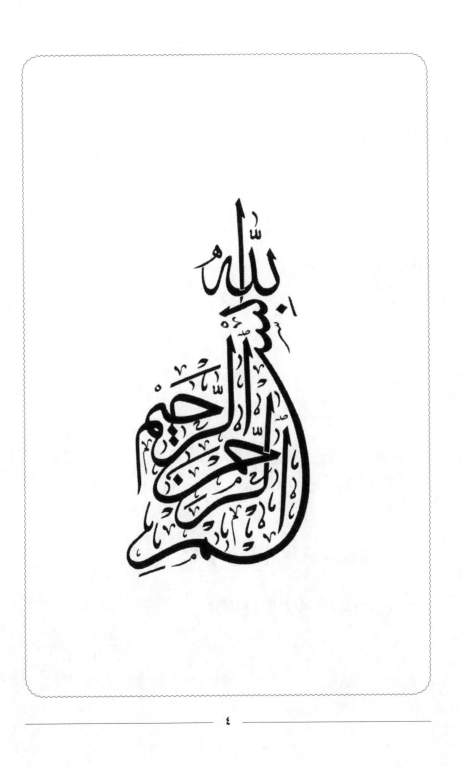

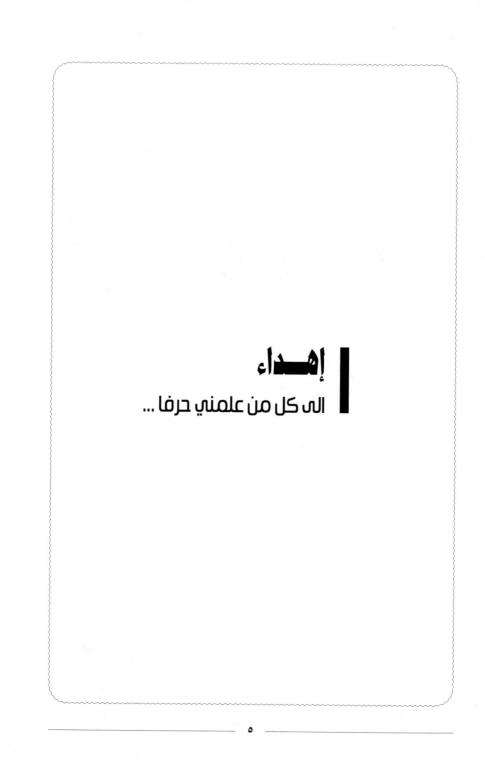

إهـــداء

الى كل من علمني حرفا ...

المحتويات

المقدمة

وأنا في صدد اختيار عنوان الكتاب، وقبل أن يقع اختياري على «الرعاية الصحية.. نظرة مستقبلية» كان أحد خياراتي لعنوان الكتاب «الرعاية الصحية، اليوم.. وبعد غد ».. أما لماذا بعد غد وليس غدا، فلأن «غداً لناظره قريب » أي بعد سنة، أو عشر سنوات. في حين أن الرعاية الصحية لكي تقوم على أسس علمية سليمة تحتاج إلى تخطيط بعيد المدى.. بعد خمس وعشرين أو ثلاثين سنة مثلاً.. وهي الفترة التي يتضاعف فيها عدد السكان وبالتالي يتضاعف حجم الرعاية الصحية المطلوبة. كما أنها الفترة التي نحتاجها لإعداد القوى البشرية، ولتهيئة أفراد المجتمع لتحمل مسئولياتهم تجاه الصحة.

بنظرة سريعة لمحتويات الكتاب ستجد أن الأربع ركائز التي يقوم عليها مستقبل الرعاية الصحية في بلادنا وفي أى مجتمع آخر هي:

● التخطيط السليم الذي يقوم على أسس علمية ومعلومات موثقة.

● القوى البشرية العاملة في الحقل الصحي، إذ أنها حجر الأساس في الرعاية الصحية.

● لا مركزيه الإدارة. أى أن يكون لكل منطقة شئون صحية ميزانية مخصصة لها تصرف منها على خدماتها ومشاريعها وتحاسب عليها.

● الرعاية الصحية الأولية الشاملة (العلاجية والوقائية التأهيلية). إذ أنها تغطي ٨٠٪ من احتياجات المجتمع، ولا تزيد تكلفتها عن ٢٠٪ من إجمالي تكلفة الرعاية الصحية.

الكتاب موجه إلى القارئ المثقف، ولمن لهم صلة بالرعاية الصحية من مخططين وإداريين وأطباء وفنيين وأساتذة وطلاب وطالبات الكليات والمعاهد الطبية والصحية.

وإذا كان الحديث يدور في بعض أجزاء الكتاب عن الأطباء فهو في الواقع يشمل غير الأطباء من العاملين الصحيين.

وإذا كنا نتحدث فيه أساساً عن المملكة العربية السعودية فبقية البلاد العربية تعيش في نفس البوتقة التي نعيش فيها.

لا يسعني إلا أن أتقدم بشكري الجزيل إلى الصديقين الدكتور راشد الراجح الشريف والدكتور عدنان البار على ما أبدياه من ملاحظات قيمة على مسودة الكتاب وإلى الأخ عبد القدوس حسن مقبول على الجهد الذي بذله في طباعة مسودة الكتاب. وأخيراً وليس آخراً شكري وتقديري إلى الأخ الصديق محمد صلاح الدين صاحب الدار السعودية للنشر والتوزيع، أسأل الله أن يمن عليه بالصحة والعافية، وإلى فريق العمل في الدار على ما بذلوه من جهد مشكور في تنضيد الكتاب وتنسيقه.

آمل أن يسهم الكتاب في غرس بذرة في حقل المعرفة الطبية وأن يضيف لبنة جديدة إلى صرح الرعاية الصحية القائم. ﴿وقل اعملوا فسيرى الله عملكم ورسوله والمؤمنون﴾..

د. زهير أحمد السباعي

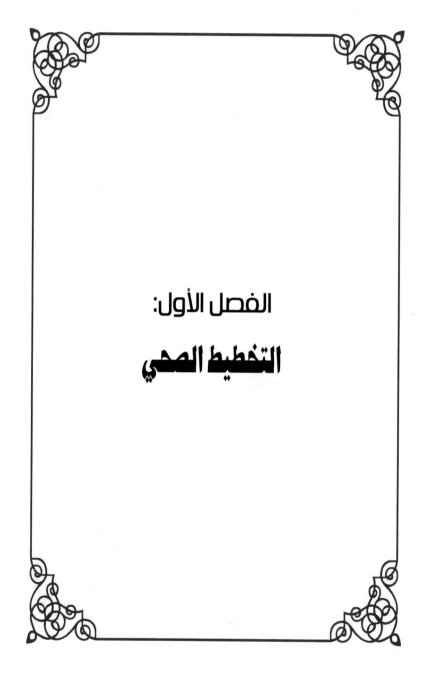

الفصل الأول:

التخطيط الصحي

عندما من الله عليَّ - مع بداية الطفرة الاقتصادية في بلادنا - بمبلغ من المال قـررت أن أبني «فيلا» صغيرة على قدر فلوسـي. نقلت فكرتي إلى المهندس المعمـاري «أريدها فيـلا جميلة صغيرة مريحة تكفيني وأسـرتي وفي حدود ميزانيتي». قال لي المهندس.. هذا كلام عام.. تعال نتحدث بلغة الأرقام. ما مسـاحة الأرض؟ ما مسـاحة البنـاء؟ كم ارتفاع الفيـلا؟ ما طولها وما عرضها؟ كم عدد الغرف؟ كم مسـاحة كل غرفة؟.. وابتدأ مشـوار التخطيط للفيلا بحساب المتر والسنتيمتر.

التخطيط الصحي لا يختلف من حيث المبدأ عن إنشاء عمارة أو صنع سيارة أو حتى صناعة قلم حبر كالذي أكتب به. يجب أن يسـتند إلى الأرقام حتى يمكن تحويله من فكرة إلى حدث.

من المؤسـف أن الخطط الصحيـة في أغلـب دول العـالم النامي تندرج تحت بـاب:

منـى إن كـن حـقـاً فـهـن أحسـن المنـى
وإلا فـقـد عـشـنـا بـهـا زمـنـاً رغـداً

كثيـراً ما تجد فـي الخطط الصحية تعابير عامة غيـر محددة مثل: «تهدف الخطة إلى إيصال الرعاية الصحية إلى جميع السـكان»، أو «سوف نقضي على مرض الملاريا»، أو «سوف نحقق مستوى مرتفعاً من الرعاية الصحية». وقـد تجد في الخطط الصحية أرقاماً وإحصـاءات لا تعبر عن أهداف بقدر ما تعبر عن وسـائل. أرقام نرحب بوجودها ولكنها لا تعكس أهدافاً حقيقية. مثال لذلك أن نهدف الى مضاعفة عدد الأسـرة، أو الارتفاع بمعدل الأطباء من ١,٦ لكل ألف من السـكان إلى ٢ لكل ألف من السكان، أو إنشاء ٢٠٠ مركز صحي. هذه الأرقام كما قلت نرحب بها بيد أنها تعبر عن الوسائل أكثر مما تعبر عن الأهداف.

التخطيط الصحي يجب أن تصاغ أهدافه بناءً على الإحصاء الحيوي وبخاصة معدلات الأمراض والوفيات. أضرب مثلا للأهداف التي يجب أن تصاغ على أساسها الخطط الصحية خلال فترة زمنية محددة:

- الانخفاض بوفيات الأطفال الرضع من ٢٠ في الألف إلى ١٥ في الألف.
- الانخفاض بوفيات الأمهات الحوامل من ٥ إلى ٣ في كل عشرة آلاف ولادة.
- الانخفاض في معدل الإصابة بأمراض مثل السل أو البلهارسيا أو السرطان أو السكرى أو ضغط الدم أو حوادث الطرق من مستوى معين إلى مستوى آخر.

أما لماذا لا نستطيع أن نتخذ الموارد الصحية مثل عدد المستشفيات، والأسرة، والأطباء، وميزانية الصحة مؤشرات حقيقية للمستوى الصحي في المجتمع، أو قاعدة سليمة للتخطيط الصحي فيه فلعدة أسباب يأتي على رأسها:

سوء التوزيع: فقد تحظى منطقة ما بنصيب الأسد من هذه الموارد وتحرم منها أو تكاد مناطق أخرى.

سوء الإدارة: قد تشغل أسرة المستشفيات بمرضى لا يحتاجون إلى التنويم، أو قد يقوم الأطباء بعمل الفنيين الصحيين لعدم التوازن بين أعداد الفئتين بما يصاحب ذلك من هدر للإمكانات. أو قد تنشأ في منطقة ما مستشفيات في حين أن الحاجة الحقيقية لمراكز الرعاية الصحية الأولية، أو قد تنفق أموال طائلة على شراء أجهزة طبية في حين أنه لو أنفق نصف هذه الأموال على إصحاح البيئة أو التثقيف الصحي لكان ذلك أولى.

التجارب الدولية في هذا المضمار كثيرة ومتعددة نستطيع أن نلم بها ونتعلم منها. مثال على ذلك الدراسات والبحوث التي تصدرها سنويا منظمة الصحة العالمية. بمكن أن تكون مرجعاً نستند إليه في المراحل الأولى من التخطيط الصحي إلى أن نجمع مزيداً من المعلومات.

استعرض هنا طرفاً من الإحصاءات التي تنشرها سنوياً منظمة الصحة العالمية عن الوضع الصحي والخدمات الصحية في ١٩٣ دولة. ومن بين

عشرات الأرقام والجداول اخترت أربعة معايير للصحة من أربع دول لنناقشها معاً ونتعرف على دلالاتها . هذه المعايير هي:

١ - معدل الأطباء إلى كل ١٠٠٠ من السكان.

٢ - معدل أسرة المستشفيات إلى كل ١٠٠٠ من السكان.

٣ - مقدار ما يصرف على صحة الفرد في السنة بالدولار

٤ - معدل وفيات الأطفال الرضع (دون السـنة من العمر) من بين كل ١٠٠٠ طفل حي يولد في السنة.

ويلاحـظ أن لهذا المعدل الأخيـر (وفيات الأطفال الرضـع) أهمية خاصة. فالأطفال في السـنة الأولى من حياتهم تتأثـر صحتهم بعوامل عديدة منها بيئة البيت (البيئـة الصغرى)، وبيئة المجتمع (البيئة الكبرى)، واقتصاديات الأسـرة، وتعليم الأم، وغير ذلك من العوامل الاجتماعية والاقتصادية، أضف إلـى ذلـك عوامل الوراثة. ومن هنا فإن هذا المعيـار يعد من أفضل المعايير لقياس مسـتوى الصحة فـي أى مجتمع. كلما انخفضـت وفيات الأطفال الرضع كلما دل ذلك على ارتفاع مسـتوى الصحة في المجتمع. شـريطة أن يقاس هذا المعدل بمقياس علمي دقيق مع ما في ذلك من صعوبات.

لنتأمل معاً الدلالات التي يوحى إلينا بها الجدول (١)

جدول (١) بعض المعايير الصحية في أربع دول مختارة

البلد	معدل الأطباء لكل ١٠٠٠ نسمة	معدل أسرة المستشفيات لكل ١٠٠٠ نسمة	معدل وفيات الأطفال الرضع لكل ١٠٠٠ طفل يولد في السنة	الإنفاق على صحة الفرد سنوياً (دولار)
السعودية	١,٦	٢,٢	١٢	٧٦٨
ماليزيا	٠,٧	١,٨	٣	٦٠٤
فنلندا	٣,٣	٦,٨	٢	٢٨٤٠
أمريكا	٢,٧	٣,١	٤	٧٢٨٥

المصدر: إحصاءات منظمة الصحة العالمية لعام ٢٠١٠م. جنيف

اخترنا هذه الدول الأربع للمقارنة في ما بينها لأنها تمثل أربع مناطق مختلفة في العالم . ولنلاحظ التالي:

١ - المقارنة بين الولايات المتحدة الأمريكية وماليزيا: بالرغم من أن الولايات المتحدة الأمريكية لديها معدل أسرة ومعدل أطباء أكثر من ماليزيا ومقدار ما تصرفه على الفرد عشرة أضعاف ما تصرفه ماليزيا إلا أن معدل وفيات الأطفال الرضع فيها أعلى. ويرجع ذلك إلى عدم الاستفادة المثلى من المصادر المالية والبشرية المتوافرة لدى أمريكا.

٢ - المقارنة بين المملكة العربية السعودية وماليزيا: بالرغم من أن معدل ما تصرفه ماليزيا على صحة الفرد أقل مما تصرفه المملكة ومعدل الأسرة فيها للسكان أقل إلا أن معدل وفيات الأطفال الرضع أدنى من المملكة.

٣ - المقارنة بين فنلندا والولايات المتحدة الأمريكية: بالرغم من أن فنلندا تصرف على الفرد في السنة نحوا من نصف ما تصرفه الولايات المتحدة إلا أن معدل وفيات الأطفال الرضع فيها نصف المعدل في أمريكا.

من هذه الإحصاءات يتضح لنا أن مستوى الصحة في المجتمع لا يعتمد على عدد الأطباء والأسرة وميزانية الصحة، بقدر ما يعتمد على أسلوب إدارة الرعاية الصحية، بمعنى الإستفادة المثلى من الموارد الصحية، وعلى كيفية تحديد سلم الأولويات، ومدى التوازن بين ما يصرف على الرعاية العلاجية والرعاية الوقائية.

نستطيع أن نستطرد إلى ما لا نهاية في نقاش العوامل التي تؤثر في الرعاية الصحية. ولكننا نستطيع أن نوجزها في كلمات قلائل.. **هي القدرة على التخطيط بأسلوب علمي سليم وإدارة الموارد البشرية والمالية بأسلوب فعال. أضف إلى ذلك عدم المركزية في التنفيذ المصحوبة بالمتابعة والمحاسبة.**

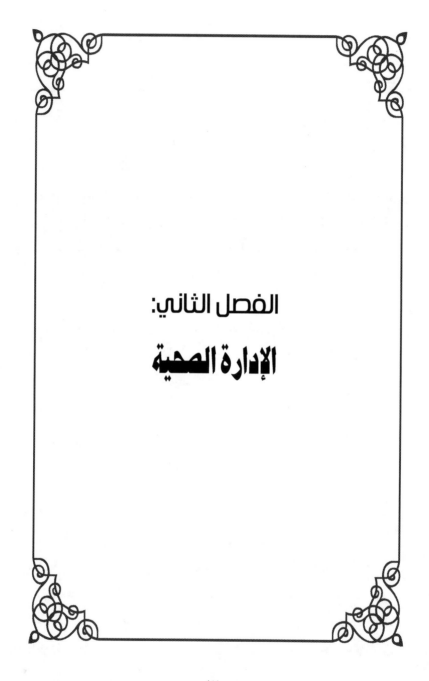

الفصل الثاني:

الإدارة الصحية

فنلندا مـن أرقى دول أوربا اقتصادياً وصناعياً. تطورت في نصف القرن الأخيـر من بلد زراعي متخلف عن بقيـة دول أوربا الغربية لتصل إلى أعلى مستوى لدخل الفرد ومستوى المعيشة. عدد سكان فنلندا ٤٫٥ مليون نسمة. وهي مقسـمة إدارياً إلى ٣٤٢ وحدة إدارية تسـمى كل منهـا الكوميون (Commune). الكوميـون قـد يكون قرية أو مدينـة صغيرة أو ضاحية في مدينة. عدد سكان الكوميون يتراوح ما بين ١٠٬٠٠٠ نسمة إلى ١٠٠٬٠٠٠ نسـمه. إذا نظرنا الى الرعاية الصحية فـي فنلندا نجد لكل وحدة (كميون) كبرت أو صغرت استقلاليتها المالية والإدارية، ولها ميزانيتها الخاصة بها، يأتـي بعضها من الإدارة المركزية (وزارة الصحة والشـئون الاجتماعية في العاصمة هلسنكي) والبعض الأخر من الضرائب المحلية.

أول زيـارة لـي إلى فنلندا كانت قبل ما يقرب من ٢٠ عاماً مع بعض طلابي في الدراسات العليا. شددنا الرحال إليها من أجل دراسة الوضع الصحي والرعاية الصحية في فنلندا بترتيب من منظمة الصحة العالمية ووزارة الصحة الفنلندية. وزارة الصحـة والشـئون الاجتماعيـة فـي العاصمة هلسـنكي تضم عدداً محدوداً من الخبراء والاختصاصين في التخطيط الصحي والإدارة الصحية مهمتهم وضع الخطط العامة بما في ذلك الأهداف الصحية ومعايير الجودة. أما إدارة الخدمات الصحية فهي مسؤولية الإدارة المحلية (الكميون). سكان الكميون يختارون من بينهم أفراداً متطوعين، منهم الطبيب والمهندس والتاجر والصانع يشـكلون فيما بينهم المجلس الصحي للكميون، مسئوليتهم تخطيط ومتابعة وتقييم البرامج الصحية في الكميون.

من حقهم إذا شـاؤا (وبدون أن يرجعوا إلى جهـة أعلى) أن ينفذوا برامجاً لتدريب المساعدين الصحيين، أو ينشـئوا مركزاً صحياً، أو ينشئوا جناحاً في المستشفـى، أو يعينوا أطبـاء وممرضات. يتخذون قراراتهم بأنفسـهم وميزانيتهـم بين أيديهم يصرفون منها ويتحملون مسـئوليتها. لهم الحق اذا

شاعوا أن يتعاونوا مع وحدات أخرى مجاورة ينشئون معها برامج مشتركة بدون أن يرجعوا في ذلك إلى الوزارة في العاصمة هلسنكي. المهم هو أن يحققوا المستوى الصحي الذي رسمته وزارة الصحة في خطتها السنوية. هذا المستوى لا يقاس بعدد الأطباء أو الأسرة أو المراكز الصحية وإنما بالإحصاءات الحيوية التي تتمثل في معدلات الأمراض والوفيات. **أعضاء المجلس الصحي في الكميون لا يهدرون أوقاتهم وطاقاتهم في تبادل المعاملات والخطابات بينهم وبين الوزارة. وإنما توجه جهودهم لتحقيق الأهداف المناط بهم تحقيقها.**

في المقابل يحضرني من بلادي موقف له دلالة. صديق لي تزوجت أبنته الطبيبة وأرادت أن تحصل على إجازة بدون مرتب لمدة شهر. أتصل بي صديقي لأتوسط لابنته الطبيبة عند المسئولين في الوزارة فالمسألة لا يبت فيها إلا على أعلى مستوى إداري!!.

ترى كم من الوقت والجهد والمال نصرفه نحن في المعاملات التي تذهب وتجيء بين الوزارة ومديريات الشئون الصحية، وتلك التي تدور بين مديريات الشؤون الصحية من جهة والمستشفيات والمراكز الصحية من جهة أخرى؟

أنقل فيما يلي ما جاء على لسان جراح قلب معروف في بعض ما نشرته الصحف من ذكرياته عن العمليات الجراحية التي كان يقوم بها لتغيير صمامات القلب لمرضاه «كنت أطلب تكاليف الصمامات بمعاملة طويلة تدور في فلك البيروقراطية القاتلة. ولولا أننا تلقينا دعما كبيرا من خادم الحرمين الشريفين الملك فهد رحمه الله لكنا في موقف لا نحسد عليه من المرضى».

أسئلتي التي أود أن أطرحها:

ما الذي يمنع من أن تخصص لكل منطقة شئون صحية ميزانية يصرف منها على تنفيذ وتطوير الرعاية الصحية في المنطقة بدون أي تدخل من الوزارة، ومن ثم تحاسب المنطقة على ما أنجزته على ضوء معايير الجودة التي تضعها الوزارة؟

ما الذي يمنع من أن يكون لكل مستشفى ميزانية خاصة به اعتمادا على

حجمــه والتخصصات التي فيه وعدد الذين يخدمهم، يديره ويحاسـب على أعماله مجلس إدارة بعض أعضائه من أفراد المجتمع؟

لماذا لا يكون لكل مركز رعاية صحية ميزانية خاصة يتولى الإشــراف على صرفها مجلس إدارة من العاملين في المركز وبعض المواطنين الذين يخدمهم المركز ويحاسبون على النتائج؟

طرحت هذه الأفكار ذات مره على أحد المسئولين فا ستبعد إمكانية تنفيذها لأنه لا يوجد مديرون على قدر المسئولية.! عجبي !! وهل تراها عقمت؟ ولماذا لا نحسن اختيار المديرين، وندربهم، ونضع كلاً منهم أمام مسئوليته؟

أذكر أني مع بداية حياتي الوظيفية عينت مديراً للتخطيط في وزارة الصحة. وفي اجتماع رأسه الشــيخ جميل الحجيلان وزير الصحــة آنذاك. قلت له بحماس الشباب.. مشكلتي معك يا شيخ جميل أنك الوزير وأنا موظف عندك. تبسم الشيخ جميل.. وقال.. قل يا بني ما في خاطرك.

قلت.. هل تعرف أن عدداً من ســكان المنطقة الشرقية يذهبون إلى البحرين للعلاج؟ (كان ذلك قبل أكثر من ثلث قرن).

قال لماذا؟

قلت لأن الرعاية الصحية في البحرين أفضل. ســألني متعجباً وكيف ذاك؟ قلــت لأن البحرين بالرغــم من صغر حجمها مقارنــة بأي منطقة شئون صحية عندنا. إلا أنه مسئول عنها وزير له حق التصرف. ولو أن كل مدير شــئون صحية عندنا له صلاحية الوزير في التصرف لفاقــت الرعاية الصحيــة عندنا الرعايــة الصحية في البحرين بما لدينا من إمكانات.

هكـذا كان إيماني بأهمية عدم المركزية قبل ثلاثة عقود. وما زال إيماني بها قائماً حتى اليوم، وسـيظل قائماً غـداً وبعد غد. بـدون اللامركزية التي يصاحبها المتابعة والمسـاءلة ويعقبها الثـواب والعقاب لن نتمكن من الارتقاء بالرعاية الصحية إلى المستوى الذي نتمناه.

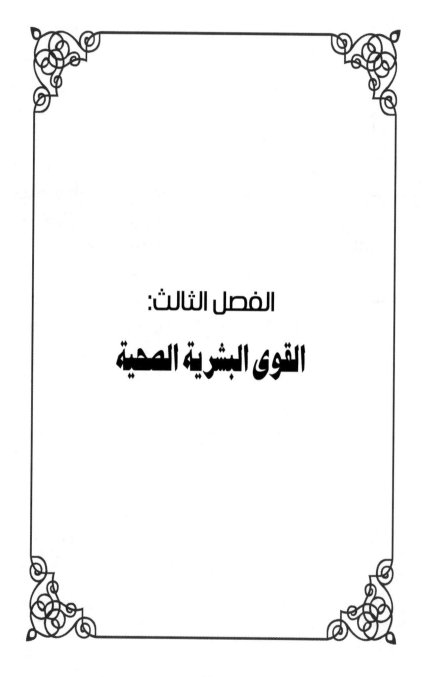

الفصل الثالث:

القوى البشرية الصحية

كان لأستاذنا الدكتور/ سعيد عبده رحمه الله ركن في صحيفة الأخبار المصرية بعنوان «خدعوك فقالوا». أستعير منه هذا التعبير لأطرح بضع قضايا يخطئ ظن الكثيرين حيالها في عالمنا العربي.

خدعوك فقالوا.. أن كثرة الأطباء دليل كاف على ارتفاع مستوى الخدمات الصحية.

خدعوك فقالوا.. أن كلياتنا الطبية في العالم العربي بمناهجها الحالية تهيئ خريجيها من الأطباء للوقاية من الأمراض قبل حدوثها. بقدر ما تهيؤهم لعلاج الأمراض بعد أن تصيب الناس.

خدعوك فقالوا.. أنه على الرغم من الاهتمام الذي توليه البلاد العربية لتنمية القوى البشرية الصحية، أن هذه التنمية تصاغ بأسلوب علمي.

نعم.. عدد الأطباء في المجتمع لا يكفي للدلالة على مستوى الخدمات الصحية فيه. فهناك إلى جانب عدد الأطباء عوامل أخرى تلعب دوراً بل أدواراً من بينها:

- مدى ملاءمة تدريب الأطباء لحاجة المجتمع. ولسوف نتناول هذا الموضوع بشيء من التفصيل في الفصل الخاص بالتعليم الطبي.

- مدى عدالة توزيعهم بين المناطق المختلفة: هذه قضية تشترك فيها الدول العربية حيث لا يخضع التوزيع عادة إلى الحاجة الحقيقية مثل عدد السكان، وطبيعة المشاكل الصحية، وجغرافية المنطقة، بقدر ما يخضع لمدى نفوذ بعض أفراد المجتمع في منطقة ما، أو قرب المنطقة من أصحاب القرار.

نسبة الأطباء إلى الفنيين الصحيين*: في كثير من البلاد العربية يوجد نحو من ثلاثة فنيين صحيين فقط مقابل كل طبيب. في حين أن المعدل الأمثل هو

---

* اخترنا تعبير الفنيين الصحيين لنعني بهم العاملين في مجال الصحة من غير الأطباء وأطباء الأسنان والصيادلة، ممن درسوا لمدة ٣ سنوات على الأقل بعد الثانوية العامة، ويشمل ذلك العاملين في مجالات المختبر والتغذية والعلاج الطبيعي والتخدير، والإدارة الصحية، وأعمال الوقاية وصحة البيئة، وهيئة التمريض. هناك ما لا يقل عن ٥٠ تخصصاً يعمل فيها الفنيون الصحيون.

ثمانيــة فنيين صحيين (على الأقل) مقابل كل طبيب. المجتمعات التي يختل فيها هذا المعدل تختل فيها مقومات الفريق الصحي، بما في ذلك من هدر للإمكانات، وإحباط للطبيب، وارتفاع في تكلفة الرعاية الصحية، وتدن في مستواها.

- أســلوب الإدارة الصحية: الإدارة هي عنق الزجاجة في نجاح أو فشل أي مشروع صحي.

يحضرني هنا موقف له دلالة.

كنت ذات يوم أمر بقرب مركز صحي في أحد مدننا الرئيسة , فخطر لي أن ألقي نظرة على ما يدور في داخله. قدمت نفسي الى موظف الاستقبال على أني مريض أطلب العلاج. أخذت مكاني أمام عيادة الطبيب وكان قبلي اثنان. كل منهما استغرق لقاءه مع الطبيب دقيقة واحدة. جاء دوري فدخلت.

سألني الطبيب ما بك؟

قلــت ألم في خاصرتي. قال منذ متى؟ أجبته منــذ ثلاثة أيام. قال ماذا عن البول؟ قلت «يعني» و هي كلمة لا تعني أي شيء وقد تعني ألف شيء!!

وسرعان ما امتدت يده لتكتب الوصفة الطبية. كبسولات مضاد حيوي (نصف الجرعة المطلوبة) ودواء مسكن. ولم يستغرق اللقاء أكثر من دقيقة واحدة.

سألت نفسي .. أين ذهبت السنوات السبع التي أمضاها الطبيب في كليته. وتعلم فيها فيما تعلم أهمية تسـجيل التاريــخ المرضي والفحص الإكلينيكي والفحص المعملي والتثقيف الصحي؟

أين القاعدة التي تعلمها في ســنواته الأولى في كلية الطب و التي تقول أن المضــاد الحيوي يجب ان لا يوصف للمريض إلا بعد تشــخيص دقيق، وإذا وصف فإما أن تؤخذ الجرعة الكاملة منه أو لا تؤخذ؟

لسنا في مثل هذه الممارسة الطبية بدعاً بين الدول العربية. ذكرت هذه القصة فــي محفل علمي عقــد في بلد عربي و ضم ما لا يقــل عن ٤٠ من عمداء و

أساتذة الطب. وطلبت ممن يوافقونني على أن مثل هذه الممارسة منتشرة في مجتمعاتنا العربية أن يرفع يده. رفعت الأغلبية الساحقة منهم أيديها.

لك أن تتخيل مفتشاً من وزارة الصحة في بلـد عربي يزور مثل هذا المركز الصحي متفقداً أحواله.

اهتمامه سـوف ينصب على مراقبة حضور وغياب الموظفين، وعدد المرضى، وكميات الأدوية التي صرفت لهم، وقيدها في السجلات. لن يعني ـ في الغالب الأعم ـ بمستوى أداء الطبيب في علاجه لمرضاه أو بمدى تزويدهم بالثقافة الصحيـــة، أو بمقدار الجهد الذي يقوم به الطبيب وفريقه الصحي للارتفاع بصحة المجتمع.

لك أن تتخيـل في مقابل هذا مركزاً صحياً نموذجياً، هيئ مديره والأطباء والفنيون العاملون فيه لأسلوب الرعاية الصحية الشاملة (العلاجية والوقائية والتطويرية). وقد حددت لهم الأهداف التي عليهم أن يحققوها، ومعايير الجودة المطلوبة، وتكون منهم ومن بعض أفراد المجتمع مجلسٌ مهمته الإشراف على أداء المركز. ووضعوا أمام المسـئولية وحوسبوا عليها. أليس ذلك أدعى الى تطوير المجتمع بدلاً من مجرد صرف الدواء للمرضى؟

أستميحكم عـذرا في أن أنتقـل بكـم إلى بعـض الإحصاءات عـن القوى البشرية العاملة في القطاع الصحي بالمملكة ، تبعاً لما جاء في التقرير الإحصائي السنوي لوزارة الصحة لعام ٢٠٠٨م.

يعمل في المملكة ٥٣,٠٠٠ طبيب بشـري وطبيب أسـنان. منهم ١١,٠٠٠ طبيـب سـعودي (٢١ ٪ من المجمـوع). وإذا ما اعتبرنا أن عدد السـكان (مواطنين ووافدين) ٢٥ مليون نسـمة كما جاء في الإحصاء الرسـمي، فإن ذلك يعني أن لدينا طبيبا لكل ٥٠٠ نسـمة، وهو معدل عال بكل المقاييس. بيد أن توفر هذا المعدل العالي من الأطباء لا يكفي وحده لضمان مسـتوى جيد من الرعاية الصحية للأسباب التي ذكرناها آنفا.. ويأتي على رأسها اختلال

التوازن بين عدد الفنيين الصحيين وعدد الأطباء. المعدل حالياً هو ٢,٩ فني صحي مقابل كل طبيب. هذا المعدل متدن بكل المقاييس ويجب أن يرتفع إلى ٨ فنيين صحيين لكل طبيب لضمان التوازن في الفريق الصحي.

لنحسب معاً حاجتنا (تقديراً) للقوى البشرية الصحية في عام ٢٠٣٥م.

أى بعد ربع قرن من اليوم. يومها سوف نجد عدد السكان قد تضاعف ومن ثم سنحتاج إلى ١٠٦,٠٠٠ طبيب (هذا إذا أردنا أن نحافظ على نفس معدل الأطباء إلى عدد السكان الموجود اليوم أى طبيب لكل ٥٠٠ نسمة !) . وإذا ما أردنا أن يكون ٦٠٪ من الأطباء يومها سعوديين (حاليا ٢١٪ من أطبائنا سعوديون)، فعلينا أن ندرب ٦٣,٠٠٠ طبيب سعودي خلال ٢٥ عاما.

ترى هل نستطيع؟

في اعتقادي لو أننا خططنا للأمر بأسلوب علمي وأوجدنا تناسقاً و تناغماً بين الجهات المعنية وأعنى بذلك وزارات التعليم العالي والصحة والمالية والتخطيط والقطاع الأهلي.. فسنقترب من هدفنا حتى و لو لم نبلغه . أما لو أننا تعاملنا مع الأمر بأن ننشئ كلية طب هنا و كلية طب هناك بدون تخطيط سابق ونظرة مستقبلية واضحة المعالم ففي رأيي المتواضع أننا لن نحقق هدفنا أو حتى نقترب منه.

نأتي إلى حاجتنا الى الفنيين الصحيين بعد ٢٥ سنة أي في عام ٢٠٣٥ ميلادية. وهي قضية أكثر تعقيدا من قضية الأطباء . سوف أستعرض هنا الوضع الحالي لهم (استناداً إلى تقرير وزارة الصحة السنوي لعام ٢٠٠٨) ومدى حاجتنا إليهم مستقبلا:

- لدينا ١٥٣,٠٠٠ فني صحي ما بين مواطنين ووافدين بما في ذلك هيئة التمريض (أنظر تعريف الفني الصحي صفحة ٢٢) أي أن لدينا ٢,٩ فني صحي مقابل كل طبيب، وهو معدل متدن بكل المقاييس . والمفروض أن لا تقل نسبة الفنيين الصحيين عن ٨ لكل طبيب.

• مـــن بين مجموع الفنيـــين الصحيين يوجد ٦٢,٠٠٠ ســـعودي أي ٤٠٪. (بعضهم يعمل في أعمال إدارية).

• يتوزع الفنيون الصحييون بين وزارة الصحة (٥٥٪) والقطاعات الحكومية الأخـــرى (٢٦٪) والقطاع الأهلـــي(١٦٪). بيد أن نســـبة الفنيين الصحيين الســـعوديين في القطاع الأهلي تكون نسبة ضئيلة لا تتجاوز ٣٪ من مجموع الفنيين الصحيين. مما يســـتدعي إعـــادة النظر في النظـــم المتعلقة بتوطين الوظائـــف. وأذكر عندما زارنا المرحوم الدكتـــور غازي القصيبي وزير العمل الســـابق في مجلس الشورى قلت له.. دكتور غازي أتمنى أن تسمى وزارتك وزارة التدريب. درب الشباب وأحسن تدريبهم بدعم كبير من الدولة وأطلقهم في الســـوق ولسوف يتخاطفهم القطاع الأهلي، بدلا من فرض نسبة التوطين التـــي تجد مقاومة وأي مقاومة مـــن القطاع الأهلي. هذا مـــا فعلته ماليزيا وايرلندا في بداية انطلاقتهما. **التعليم والتدريب الجيد مكلف، ورسومه فوق طاقة طلاب القطاع الأهلي، وبدون دعم الدولة للطلاب الدارسين في القطاع الأهلي لن يصل تدريبهم إلى المســـتوى الذي نتطلع اليه أو نأمله. و يســـعدني أن أهدي نفس الفكرة الى معالي وزير العمل الحالي المهندس عادل فقيه.**

• التمريض على مستويات شأنه شأن الفئات الصحية الأخرى. فمن المرضين والمرضات من عليه أن يحمل درجة الدكتوراه ليقوم بالتدريس والبحوث العلمية في الجامعات وهؤلاء قلة. ومنهم من عليه أن يحمل الماجستير أو البكالوريوس ليتولى أعمالاً إشرافية أو دقيقة مثل العمل في غرف العناية المركزة. أما من كان يعمل منهم ذكوراً و إناثا في عنابر المرضى أو العيـــادات الخارجيـــة في المستشـــفيـــات أو المراكز الصحية فيكفى أن يكون لديهم الدبلوم (٣ سنوات بعد الثانوية العامة) مع الاســـتمرار في تطوير معلوماتهم وقدراتهم من خلال برامج التعليم المســـتمر. وإتاحة الفرصة لمـــن يرغب منهم في الحصول على درجة جامعية أن يدرس وهو/ هي على رأس العمل بنظام التجسير.

إذا افترضنا أننا في حاجة إلى ٢٥٪ من الفنيين الصحيين ليكونوا من حملة الشهادات الجامعية (في هذه الحالة يطلق عليهم تعبير أخصائيين صحيين). فإن هذا يعني أن الباقين (٧٥٪) سيكونون من حملة الدبلوم. ولنعد إلى حديث الأرقام.

● إذا كنا نتطلع إلى أن يكون لدينا في عام ٢٠٣٥ ميلادية ١٠٦,٠٠٠ طبيباً ما بين مواطنين ووافدين لكي نحافظ على معدل الأطباء الحالي إلى السكان أي طبيبين لكل ١٠٠٠ نسمة.

● وإذا ما خططنا لأن يكون لدينا ٨ فنيين صحيين (بما فيهم هيئة التمريض) لكل طبيب وجب أن يكون لدينا ٨٤٨,٠٠٠ فني صحي (ذكوراً وإناثاً) لكي نصل إلى معدل مقبول من الفنيين الصحيين للأطباء.

● وإذا كنا نخطط لأن يكون ٧٠٪ منهم سعوديين لوجب أن يكون لدينا ٥٩٣,٠٠٠ فني صحي سعودي (الموجودون حالياً على رأس العمل وعددهم ٦٢,٠٠٠ فني صحي سعودي لن يكونون متواجدين يومذاك بسبب الوفاة أو التقاعد أو تغيير طبيعة العمل)

● وإذا أردنا أن يكون ٢٥٪ منهم من حملة البكالوريوس و ٧٥٪ من حملة الدبلوم لوجب علينا أن ندرب خلال ٢٥ سنة ١٤٧,٠٠٠ أخصائي صحي من حملة البكالوريوس و ٤٤٦,٠٠٠ فني صحي من حملة الدبلوم.

علينا إذا أن نعد للأمر عدته وذلك بأن نقوم ببضع إجراءات أساسية:

أولاً: من الواضح أن هذه الأرقام تقديرية. علينا أن نتدارسها بموضوعية وفي إطار خطة عمل طويلة المدى نحدد من خلالها ليس فقط أعداد الأطباء والأخصائيين والفنيين الصحيين الذين سنحتاجهم ولكن أيضاً تخصصاتهم وتوزيعهم الجغرافي والمهني وطبيعة الأعمال التي سيقومون بها والعلاقات المتداخلة بينهم ومعايير الجودة في تعليمهم وتدريبهم وعملهم. سلسلة من الإجراءات بدونها لن نستطيع أن نقدم الرعاية الصحية التي نتطلع إليها.

وكلنا يعرف أن القوى البشرية هي عماد الرعاية الصحية وركيزتها، تأتي في أهميتها قبل المنشآت والأجهزة والمعدات.

ثانياً: أن يتم التنسيق بين وزارات الصحة , والتعليم العالي، والتربية والتعليم، والتخطيط، والمالية. وممثلين للقطاع الأهلي . لكي تقوم كل جهة منها بدورها وبتنسيق كاف بين الجميع في إعداد القوى البشرية الصحية من الأطباء والصيادلة والأخصائيين الصحيين بدرجة البكالوريوس والفنيين الصحيين بالدبلوم خلال ٢٥ سنة القادمة.

ثالثاً: أن تطور الكليات و المعاهد الصحية الأهلية كما وكيفما وبدعم كبير من الدولة لها ولطلابها. وأن يكون تحقيق مستوى عال من الأداء شرط أساس لتلقي دعم الدولة.

كأي شئ آخر في الوجود ، إذا بعدت الشقة بين ما هو مطلوب وما هو ممكن ، لا بد لنا من أن نستعرض البدائل . وعلكم توافقونني على أن تهيئة وتدريب ٦٣،٠٠٠ طبيب وطبيب أسنان و٥٩٣،٠٠٠ من الأخصائيين والفنيين الصحيين خلال ٢٥ عاما أمر بعيد الاحتمال . ولكن ما لا يدرك كله لا يترك جله . ولكي نقترب أكثر ما يكون الأمر من الأهداف (حتى ولو لم نحققها كلها) لا بد لنا من التخطيط العلمي السليم والتنسيق الكافي بين الجهات المعنية ولنأت إلى حديث البدائل:

- ترى هل نخفض معدل الفنيين الصحيين لكل طبيب، أى ٦ بدلا من ٨ الى كل طبيب؟
- أم نخفض نسبة السعوديين من الأطباء ليصبحوا ٤٠٪ بدلا من ٦٠٪ من المجموع، ونسبة السعوديين من الفنيين الصحيين ليصبحوا ٦٠٪ بدلا من ٧٠٪ من المجموع؟
- أم نكتفي بان يكون لدينا طبيب لكل ٨٠٠ نسمة بدلا من طبيب لكل ٥٠٠ نسمة؟

– تـرى هـل مـن الأولـى أن تقوم الدولة بإنشـاء وإدارة المعاهـد والكليات الصحيـة، أم الأولـى أن تكل الأمر إلى القطـاع الأهلي وتقوم الدولة بالدعم الفني والمالي، ووضع معايير الجودة، وتجعل دعمها للمعاهد والكليات الأهلية مقصورا على من يحقق مستوى عال من الجودة؟

– تـرى ما الأعداد المطلوبـة من الفنيين الصحيين الحاصلـين على الدبلوم مقارنة بالأخصائيـين الحاصلين على البكالوريوس؟ نحن قدرنا هنا نسبـة ٣–١. ولكن المسـألة ليسـت بهذه البسـاطة. ولا يمكن أن نتخذ من معايير الدول الغربية معايير لنا لاختلاف الموارد البشـرية والمادية. والحل الأمثل هو أن نضع وصفا دقيقا لعمل كل فئة من الفئات وما تتطلبه من تعليم وتدريب. أمر يحتاج الى بعض الجهد،ولكنه ضروري وهام لتخطيط علمي سليم.

– كيـف يجب أن تكون العلاقة بين الأطباء وبقية أفراد الفريق الصحي؟ هذا أيضا أمر هام لضمان الارتقاء بعمل الفريق الصحي.

هـذه الأسـئلة وغيرها يجـب أن تطرح للحـوار الهادف والبنـاء من قبل اختصاصيين في المجالات الصحية المختلفة.

لا يفوتني هنا أن أتحدث عن برنامج التجسـير الذي تتبناه وتدعو إليه وزارة الصحة. التجسـير يعني إتاحة الفرصة لحملة الدبلوم من الفنيين الصحيين أن يدرسـوا للحصول على البكالوريوس بعد أن تحتسـب لهـم الفترة التي أمضوها في دراسـة الدبلوم. هذا اتجـاه طيب يحمد لوزارة الصحة خاصة وأن كثيراً من الفنيين الصحيين (سـعوديين ووافدين) يسـعون الى الارتقاء بمستواهم العلمي والمهني بالحصول على درجة البكالوريوس.

المشكلة تكمن في أن النظام الحالي يشترط على من يريد التجسير أن يتفرغ للدراسـة الجامعيـة. كيـف بالله يعقل ذلك لمـن كان منهم يعمل ويقبض في آخر الشـهر راتباً يعول به نفسه وأسـرته؟ في كل دول العالم يسمح لطالب التجسـير بأن يدرس وهو على رأس العمل في أوقات فراغه. وقد سـاعدت

التقنيات الحديثة على أن تصل المعلومة إلى الدارس وهو في مكان عمله أو في بيته. فهل لنا أن نرجو من وزارة الصحة أن تعدل النظام بحيث يسمح لمن يرغب في التجسير بأن يفعل ذلك وهو على رأس العمل.

يجرنا الحديث عن حاجتنا الملحة إلى زيادة أعداد الفنيين الصحيين إلى مشكلة البطالة في المملكة. لربما استطعنا بمزيد من الجهد نبذله في تدريب الشباب من الجنسين في المجالات الصحية أن نغطي الفجوة القائمة حالياً والتي ستزداد اتساعاً بين ما هو متوافر وما هو مطلوب من القوى البشرية الصحية. وأنقل هنا ما نشرته بعض الصحف اليومية مؤخرا عن البطالة في المملكة استناداً إلى تقرير مصلحة الإحصاءات العامة والمعلومات لعام ٢٠٠٩م.

«زاد معدل البطالة لدى السعوديين في عام ٢٠٠٩ عن مثيله في عام ٢٠٠٨م. فقد وصل عدد العاطلين عن العمل ٤٥٠ ألف شخص أكثرهم ممن تتراوح أعمارهم بين ٢٠- ٢٤ سنه حوالي النصف منهم من حملة الشهادات الجامعية!! هل هذه الأرقام صحيحة؟ أرجو أن لا تكون.

أشير أيضاً إلى ما نشر من أن أعداد الطلاب على مقاعد الدراسة في مراحلها المختلفة من الابتدائية إلى الثانوية تبلغ نحواً من خمسة مليون طالب وطالبة.

وفي مقابلة نشرتها الصحف مع محافظ المؤسسة العامة للتعليم والتدريب المهني ذكر أن علينا توفير ٣٫٥ مليون وظيفة خلال السنوات العشر المقبلة. وهذا لا يتأتى إلا بزيادة فرص التدريب لخريجي الثانوية العامة.. فهل سيحظى القطاع الصحي بنسبة من هؤلاء؟ أما آخر ما نشر فقد كان عن بضعة آلاف من الشباب تقدموا لإشغال أقل من عشرين وظيفة خالية أعلن عنها في إحدى مديريات الشؤون الصحية.

بعد أن أثقلت عليكم بحديث الأرقام آخذكم إلى أمنية أرجو لها أن تتحقق.

أتمنى على المسئولين عن التخطيط في وزارات الصحة، والتخطيط، والعمل، والتعليم العالي، ومعهم ممثلين من القطاع الصحي الأهلي أن ينسقوا فيما بينهم ويخططوا معاً لتنمية القوى البشرية في القطاع الصحي خلال ربع قرن من اليوم. ماذا يراد لها أن تكون من حيث الكم والكيف والتوزيع الجغرافي والمهني ويجيبون على أسئلة عديدة.. لماذا؟ وكيف؟ ومن؟ ومتى؟ وإلى أين؟ ولنذكر أننا أمام قضية صحية وطنية أمنية في آن واحد . ففي اليوم الذي غزا فيه العراق الكويت حملت أمتعتها أعداد لا حصر لها من الإخوة الوافدين العاملين في الخدمات الصحية وغادرت البلاد.

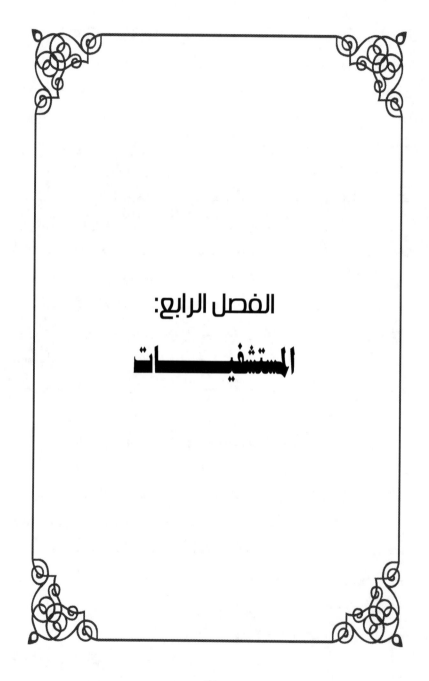

الفصل الرابع:

المستشفيـــــات

تحدثنـــا الإحصاءات بأن طفرة حدثت فـــي الخدمات الصحية بالمملكة خلال الســـتين عاماً التي مضت. ففي عام ١٩٥٠م لم يكــن لدينا غير ١١١ طبيباً فقط لا يتجاوز عدد السعوديين منهم أصابع اليدين. وكان لدينا عدد محدود من المستشـــفيات في المدن الرئيســـة بالمملكة لا يتجاوز عدد أسرتها ١٠٠٠ ســـرير. وفي غضون نصف قرن أو يزيد قليلاً أصبح لدينا ٥٣,٠٠٠ طبيب و٣٩٣ مستشـــفى تحتوي على ٥٤,٠٠٠ ســـرير أي بمعدل ٢٢ سرير لكل ١٠,٠٠٠ نســـمة . وهو معدل مقارب للمعدل العالمي ولكنه عال قياســـاً بكثير من الدول النامية.

تحضرنـــي هنا بعـــض ذكريات طفولتـــي .. كانت تعتورني مثـــل غيري من الأطفـــال أمراض الطفولة. وكنت أفرح بالتهـــاب اللوزتين لأني كنت أحظى ببيضة مسلوقة أدفئ بها حنجرتي الملتهبة!!.. يوم كانت البيضة عزيزة المنال شأنها شأن كثير من ألوان الغذاء التي ندفعها اليوم دفعاً في حلوق أطفالنا فيأبونها.

المستشفيان الرئيســـان في مكة عاصمة المملكة يومذاك كانا التكية المصرية ومستشـــفى أجياد. لا تبرح ذهني صـــورة امرأة تفترش الأرض قبالة التكية المصرية ملتحفة بعباءتها السوداء وقد صفت أمامها عددا من القوارير مختلفة الأحجام والألوان (شـــطفت) بماء، الله وحـــده يعلم مدى نظافته , فأصبحت جاهزة لملئها بالدواء. نشـــتري القارورة بنصف قرش، ونقف في طابور أمام طبيب التكية ليكتب لكل منا وصفته.

مع الأيام أصبح المستشـــفى هو العلامة الدالة علـــى الرعاية الصحية. غدا جزءً أساســـاً من ثقافتنا الصحية. بدون المستشـــفى لا توجد رعاية صحية. أذكر في أثناء دراســـتي الميدانية في تربة أني كنت أشـــرح أهداف الدراسة لشيخ العشيرة. فلا يلبث الشيخ أن يقاطعني ليؤكد لي «ترى يا دكتور ديرتنا هذه أحسن مكان لبناء المستشفى»!!

هذا التطور السريع عبر نصف قرن أو يزيد قليلا وصل بالرعاية الصحية إلى أطراف المملكة، وصاحب التطور الكمي تحسناً في النوع وبخاصة في المستشفيات إذ دخلت إليها التقنيات الحديثة بكل أبعادها وأصبحت الجراحة المتقدمة في القلب والأوعية الدموية والكلى والعيون وجراحة السرطان وفصل التوائم تجرى على أعلى مستوى.

لكن بالرغم من هذا التطور الكمي والكيفي في الخدمات الصحية ما زالت هناك تحديات عدة تواجهنا، منها الزيادة المطردة في عدد السكان، وزيادة الطلب على الرعاية الصحية، وإشكالات سوء التوزيع، وتغير خريطة الأمراض فبعد أن كانت الأمراض المعدية هي الغالبة أصبحت الغلبة للأمراض المزمنة والحوادث. أضف إلى ذلك الارتفاع المطرد في تكلفة الرعاية الصحية. هذه المتغيرات بل قل التحديات تجعل لا مناص لدينا من أتباع أسلوب علمي في التخطيط لإنشاء وتشغيل المستشفيات.

يتراوح معدل الأسرة عالمياً ما بين ١٤٠ سرير لكل ١٠,٠٠٠ نسمة في بلد مثل اليابان. و٣ أسرة لكل ١٠,٠٠٠ نسمة في بعض دول أفريقيا (وحتى بهذا المعدل المتدني فإن توزيع الأسرة غالبا ما يكون غير عادل بين المدينة والريف). أما المتوسط العالمي فهو ٢٧ سرير لكل ١٠,٠٠٠ نسمة. ولنتذكر دائما أن العبرة ليست فقط بمعدل الأسرة الى السكان وإنما أيضا ـ والى حد بعيد ـ بنوعية الخدمة المقدمة، و بعدالة توزيع الأسرة بين المدن والأرياف، وبحسن تجهيز المستشفيات بالقوى البشرية، وحسن إدارتها، وعلاقتها بالرعاية الصحية الأولية.

في العقود الأخيرة من القرن الماضي بدأ المخططون الصحيون في أنحاء العالم يتساءلون عن الأدوار التي يجب أن يقوم بها المستشفى للحفاظ على الصحة العامة في المجتمع والارتفاع بمستواها. وتمخضت عن هذه

التســاؤلات آراء مغايــرة للمفهوم التقليدي المتعارف عليه لدور المستشــفى وتكوينــه وعلاقته بالمجتمع. من بــين المفاهيم الجديدة التــي ظهرت أول ما ظهرت في الســتينات الميلادية من القرن الماضي في مقاطعة إيست أنجيليا في إنجلترا تعبير «مستشــفيات بدون جدران». أي أن المستشــفيات يجب أن تخرج بنشــاطها إلى خارج جدرانها.. إلى المجتمع من حولها لتسهم في تطويــر الوضع الصحي فيه، ولا يقتصر دورهــا على علاج المرضى بعد أن يصابوا بالمرض. وفي الوقت نفســه أطلقت منظمة الصحة العالمية شــعارها بأن مراكز الرعاية الصحية الأولية ـ وليس المستشفيات ـ هي حجر الأساس في الرعاية الصحية.

وأخيــراً برز مفهوم «الرعاية الصحية المنزلية» وهــو مفهوم قديم حديث، إلا أنه أتخذ شــكلا محددا في الســنوات الأخيرة . ســاعد على ذلك التقنيات الحديثة في الاتصال. فبدلاً من أن يتكلف بعض فئات المرضى مثل المصابين بأمراض مزمنة وكبار السن والأمهات الحوامل مشقة الذهاب إلى المستشفى واحتمال تعرضهم للعدوى (والمستشفيات من أكثر الأماكن التي يسهل فيها انتقال العدوى من المرضى الى الأصحاء) إلى جانب التكلفة المتزايدة للعلاج في المستشــفيات، هؤلاء يمكن العناية بأحدهم في منزله برعاية أفراد أسرته والزائرة الصحية المدربة. ســاعدت التقنيات الحديثة على إيصال المريض في منزله بالطبيب في مستشفاه بالصوت والصورة. ومن المتوقع أن يأتي يوم ليس ببعيد تصبح فيه الرعاية الصحية المنزلية هي الأساس وليس الاستثناء.

تمخــض عن هذه التيــارات المتلاحقة من الأفكار والــرؤى تغيرات متلاحقة في تصاميم وبناء وتشــغيل المستشــفيات. لم يعد المستشــفى المكان الذي يذهب إليه المريض لتلقــي العلاج فقط وإنما أصبح جزءً من منظومة صحية تعنى بوقاية الإنســان مــن المرض قبل أن يصاب بــه، وبعلاجه إذا مرض، وبتهيئة أفراد أســرته للعناية به في منزله فــي فترة النقاهة وبتعزيز الصحة

في المجتمع. أكثر من ذلك بدأت بعض الدول بإقفال المستشفيات الزائدة عن حاجتها والاستعاضة عنها بمراكز الرعاية الصحية الأولية والرعاية المنزلية. **خلاصة القول. أننا في خططنا الصحية يجب علينا قبل أن ننشئ المزيد من المستشفيات أن نتهيأ لذلك بدراسات مستفيضة، وأن نطرح على أنفسنا مجموعة من الأسئلة:**

- هل نحن في حاجة إلى إنشاء مستشفى أم إلى مزيد من مراكز الرعاية الصحية الأولية؟
- ما التوازن المطلوب بين المستشفى، ومراكز الرعاية الصحية الأولية، والرعاية المنزلية؟
- هل من الأولى أن يدير المستشفى القطاع الأهلي بعد أن توضع له معايير محددة للأداء أم تنشئها وتديرها الدولة؟
- ما دور التأمين الصحي في توفير الرعاية الصحية؟ وما مسئولية الدولة في تغطية تكاليف التأمين الصحي لبعض شرائح المجتمع مثل كبار السن ومحدودي الدخل وذوي الاحتياجات الخاصة؟
- هل من الأولى أن يصبح العلاج في المستشفى الحكومي مجاناً أم برسم مالي محدود مما قد يسهم قي صيانة المستشفى وتطويره؟
- هل نضع في ميزانية إنشاء المستشفى بنوداً لصيانته وتطويره لعشرين سنة قادمة أم نكتفي بالبناء والتجهيز ونترك الصيانة والتطوير لما يستجد من ظروف؟

هذه بضعة من بين عشرات الأسئلة التي يجب أن نطرحها ونجيب عليها ونحن نخطط لإنشاء مستشفى. **واضعين في أذهاننا أن المستشفيات ما هي إلا وسائل لتحقيق أهداف الرعاية الصحية. وأن من أهم أدوار المستشفى إلى جانب علاج المرضى دعم مراكز الرعاية الصحية الأولية والرعاية المنزلية وتعزيز الصحة في المجتمع.**

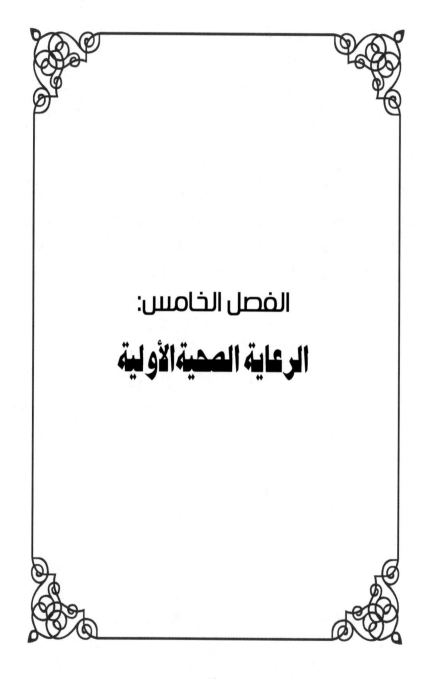

الفصل الخامس:

الرعاية الصحية الأولية

دخلت مدينة آلما آتا ـ كبرى مدن كازاخستان ـ التاريخ يوم أن عقدت فيها منظمة الصحة العالمية مؤتمر الرعاية الصحية الأولية في سبتمبر ١٩٧٨. فقد تمخض عن المؤتمر وثيقة آلما آتا للرعاية الصحية الأولية (Alma Ata Declaration) التي وقعها مئات المؤتمرين يمثلون أغلب دول العالم.

تقول المادة الأولى من الوثيقة. «يؤكد المؤتمر أن الصحة هي التكامل الجسدي والعقلي والاجتماعي وليست مجرد الخلو من المرض. ويعتبر الوصول إلى أعلى مستوى ممكن من الصحة أهم هدف على العالم أجمع أن يسعى إلى تحقيقه». وتستطرد الوثيقة لتؤكد أن أفراد المجتمع لهم الحق في المشاركة الفعالة في التخطيط والتنفيذ لبرامجهم الصحية. ولا تنتهي الوثيقة ببنودها العشرة حتى تعلن بوضوح أن الرعاية الصحية الأولية هي حجر الأساس للرعاية الصحية في أي مجتمع.

قبل أن أستطرد في الحديث عن الرعاية الصحية الأولية أشير الى أن هناك ثلاثة مستويات متعارف عليها للرعاية الصحية:

المستوى الأول: الرعاية الصحية الأولية . وتقدم أساساً من خلال المراكز الصحية. يمكنها أن تغطى نحوا من ٨٠ ٪ من احتياجات أفراد المجتمع الى الرعاية الصحية بشقيها العلاجي والوقائي، ذلك لو أحسن التخطيط لها وأحسنت إدارتها. الجدير بالذكر أن نفقاتها لا تكاد تزيد عن ٢٠٪ من إجمالي نفقات الرعاية الصحية لأنها لا تعتمد على المباني المكلفة أو الأجهزة والمعدات بقدر ما تعتمد على حسن تدريب أفراد الفريق الصحي وتعاون أفراد المجتمع . نشاطات الرعاية الصحية الأولية تشمل:

• العناية بالفرد في نطاق الأسرة
• العناية بالأم الحامل قبل الحمل وأثناءه وبعد الولادة والعناية بطفلها
• تثقيف أفراد المجتمع صحياً.

- إشاعة مبادئ التغذية السليمة في المجتمع.
- الوقاية من الأمراض المعدية والمزمنة.
- الاهتمام بإصحاح البيئة.

وكلما كانت هذه النشاطات بمشاركة المجتمع (تخطيطاً وتنفيذاً ومتابعةً وتقويماً) كلما كان ذلك أدعى إلى نجاحها.

ب – المستوى الثاني: يقدم من خلال المستشفيات العامة.

ج – المستوى الثالث: يقدم من خلال المستشفيات المتخصصة والجامعية.

والسؤال الذي يفرض نفسه هو: إلى أي مدى نجحت مراكز الرعاية الصحية الأولية في العالم العربي على مدى ثلاثة عقود، أى منذ عام ١٩٧٨ في أن توفر الرعاية الصحية الشاملة التي دعت إليها وثيقة آلما آتا؟

الحق والحق يقال، أنها قليلة هي مراكز الرعاية الصحية الأولية في منطقة الشرق الأوسط تلك التي نجحت في تحقيق دعوة منظمة الصحة العالمية إلى تقديم الرعاية الصحية الشاملة. ومن ثم فالمشوار طويل. ونحن في حاجة إلى بذل جهود مضاعفة للوصول إلى الهدف.

سوف ألقى الضوء على بضعة نماذج من مراكز الرعاية الصحية الأولية طبقت في أماكن متفرقة.

نموذج من إيران:

هذا نموذج ناجح للرعاية الصحية الأولية طبق في إيران. بدأ المشروع في أخريات الستينات الميلادية بإنشاء مركز صحي ومعهد للتدريب في قرية رضائية بإيران على الحدود الغربية المتاخمة لأذربيجان. وسرعان ما اعتبرته منظمة الصحة العالمية نموذجاً للرعاية الصحية الأولية كما يجب أن تكون، وأصبحت تنظم زيارات للمهتمين بالرعاية الصحية للإطلاع عليه، وكنت واحداً منهم. زرته في منتصف السبعينات الميلادية، حيث أمضيت في قرية رضائيه – مركز المشروع – بضعة أيام.

ولنبدأ الحكاية مـن أولها. في منتصف الستينات الميلادية أصبح واضحاً للمسئولين الصحيين في إيران أن الرعايـة الصحية في الريف الذي يقطنه أكثـر من ٧٠ ٪ من سـكان إيران متخلفة عن مثيلاتهـا في المدن. فميزانية الصحـة في الريف مغلوبـة على أمرها، والأطباء يبحثـون دائماً عن فرص العمـل في المدن الكبيرة مثل طهران وأصفهان وشـيراز. حتى أن مجموعة من الأطباء حديثي التخرج من كلية الطب بجامعة بهلوى في شيراز هاجرت إلى الولايات المتحـدة الأمريكية، ذلك أنهم لم يجدوا فرصاً للعمل في المدن، ولم يكونوا قد هيئوا في دراسـتهم الطبية للخدمة العامة والارتفاع بمستوى الصحة في الريف.

خططـت وزارة الصحة الإيرانية بالتعاون مع كلية الصحة العامة في طهران لتنفيذ مشـروع يهدف للارتفاع بمستوى الخدمات الصحية في الريف بغير ما حاجة إلى الأطباء أو قل إلا إلى القليل منهم. ركيزة المشـروع هي تدريب مسـاعدين صحيين يختـارون من أبناء وبنات الريف ممن أكملوا الدراسـة الابتدائية ومارسـوا أعمالهم في الزراعة أو المهن البسـيطة، بالإضافة إلى إشراك أفراد من المجتمع في تنفيذ برنامج الرعاية الصحية.

هما إذن تحديان وليس تحدياً واحداً. بدءوا المشـروع بأن أنشئوا في إحدى القرى (قرية رضائية) معهداً صحيا لتدريب المساعدين الصحيين. واختاروا نحـوا من ١٠٠ من شـباب القرى ـ فتية وفتيات ـ ممن أكملوا دراسـتهم الابتدائية (فقط) وتخطوا العشـرين من العمـر. ألحقوهم بالمعهد الصحي ليتدربوا على مبادئ الرعاية الصحية. بعد أن أمضى المتدربون ثلاثة شـهور في دراسـات نظرية، أرسـلوهم إلى القرى للعمل تحت إشراف الطبيب في وحدات الرعاية الصحية لثلاثـة شـهور. أعيدوا بعدها إلى المعهد للدراسـة النظرية، وهكـذا بالتنـاوب إلى أن أكملوا ثلاث سنوات من التعليـم النظـري والتدريب العملي.

اتخذ المسؤولون الصحيون من بعض بيوت القرويين مقارا لوحدات صحية أسموها بيوت الصحة (Health Houses) وزودوها بالأدوية الأساسية واللقاحات.

جعلوا في كل وحدة صحية مساعدتين صحيتين ومساعد صحي. مهمة المساعدتين الصحيتين رعاية الأمهات الحوامل، وتطعيم الأطفال، والتثقيف الصحي وعلاج الحالات المرضية البسيطة. وبعد أن كان الطبيب فيما مضى يعالج في اليوم الواحد ٦٠ مريضاً أصبح يعالج مالا يزيد عن ١٥ مريضاً. والفائض من وقته يمضيه في الإشراف على المساعدين الصحيين وإصحاح البيئة والنشاطات الوقائية الأخرى.

لا أعدم أن يسأل سائل.. أمساعدة صحية حصيلتها من التعليم الابتدائية ومن التدريب ثلاث سنوات يطمأن إليها في التشخيص والعلاج. وهو تساءل وارد لأننا تعودنا على نمط من التفكير يعطى للشهادة أهمية أكبر بكثير من التدريب الجيد. من التجربة العملية وجد أن المساعدين الصحيين إذا ما دربوا تدريباً جيداً على تشخيص وعلاج الأمراض البسيطة والشائعة (والتي تكون ٨٠ ٪ من مجموع الأمراض التي تأتي بالناس إلى المراكز الصحية) فسوف يدركون حدودهم التي عليهم أن يقفوا عندها في علاج المرضى ولا يتجاوزونها.

نأتي إلى التحدي الأخر.. مشاركة المجتمع. هذا التحدي يظهر أكثر ما يظهر من خلال عمل المساعدين الصحيين الذكور الذين دربوا على إصحاح البيئة. بدء المساعدون الصحيين نشاطهم بأن نقلوا إلى الأهالي عرض الإدارة الصحية في المنطقة بأن أي مشروع يقام لإصحاح البيئة والوقاية من الأمراض مثل إنشاء المراحيض البسيطة في البيوت أو تمديد أنابيب المياه من منابع الماء إلى القرى سوف تتحمل الإدارة الصحية نصف تكاليفه إذا ما تحمل الأهالي النصف الأخر والذي قد يتمثل في تزويد المشروع بالأيدي العاملة.

شاهدت في ما شاهدت في إحدى القرى أنبوباً مد من نبع ماء على مشارف القرية إلى وسطها، فأصبح الأهالي يشربون مياهاً نظيفة بعد أن كانوا يجلبونها من النبع بوسائل بدائية تعرضها للتلوث. في هذا المشروع شارك المجتمع بنصف التكاليف وشاركت الإدارة الصحية بالنصف الآخر، وكان للمساعدين الصحيين الدور الأكبر في انطلاقة المشروع.

شاهدت بيوتاً زودت بمراحيض بسيطة وزهيدة الثمن قام بإنشائها المساعدون الصحييون بالتعاون مع الأهالي. تحملت الإدارة الصحية نصف تكاليفها والأهالي النصف الأخر.

أخذوني إلى قرية نائية كان الطريق الترابي الذي يصلها بالسوق الرئيسي يوحل في الأيام الممطرة مما يتعذر معه على سكان القرية تسويق محاصيلهم الزراعية. قام المساعدون الصحييون بطرح فكرة تعبيد الطريق على الأهالي وتم المشروع. قدم الأهالي اليد العاملة ومولت الإدارة الصحية بقية التكاليف، وعبد الطريق، مما سهل على القرويين تسويق محاصيلهم الزراعية. لا تسألني عن العلاقة بين تعبيد الطريق والصحة العامة. إذ لا إخالك إلا مدركاً للعلاقة الوطيدة بين الصحة وارتفاع المستوى الاقتصادي للمجتمع وما يتبعه من تعليم أفضل وغذاء أطيب ومسكن أرحب.

أمضيت في رضائية ثلاثة أيام أدرس وأتأمل وأسجل ملاحظاتي. في اليوم الأخير كان موعد مغادرتي ظهراً. ذهبت في الساعة التاسعة صباحاً لزيارة إحدى الوحدات الصحية. ولم تكن أي من المساعدتين الصحيتين قد حضرت بعد. أشفقت أن تهتز الصورة المشرقة التي كونتها عن المشروع. بيد أنى ما لبثت غير يسير حتى وجدت الفتاتين مقبلتين ومعهما مجموعة من النساء والأطفال. كان لدى المساعدتين الصحيتين قائمة بأسماء الأمهات الحوامل اللواتي تأخرن عن الفحص الدوري، وقائمة آخري بالأطفال الذين لم يتموا تطعيماتهم. ذهبت الفتاتان لتصطحبا الأمهات والأطفال إلى الوحدة الصحية

لفحـــص الأمهات وتطعيم الأطفال. المســألة لا تحتاج إلى شـــهادات عليــا ليفعلن مـا فعلن بقدر ما تحتاج إلى تدريب جيد وإدارة هادفــة.

بعد ثلاث ســنوات من بدء المشروع وحسب الدراسات التي قامت بها منظمة الصحـــة العالمية وجـامعتـــي جونـــز هوبكنز وطهران، وجد أن مســتوى الصحـــة العامـــة في المنطقة قـــد ارتفع، وانخفضت معـــدلات الوفيات بين الأطفال الرضع*.

فـــي زيارة لي مؤخراً إلى إيران وجدت المشـــروع الذي بـــدأ خطواته الأولى التجريبيـــة في رضائيه أمتد إلـــى بقية إيران. غير أن عامل الزمن فعل فعله. القريـــة الإيرانيـــة دخلها الماء والكهربـــاء ومدت إليها الطرق. والمســاعدون الصحييـــون بعد أن كانوا من حملـــة الابتدائية غدوا من حملة الشـــهادات الجامعية.

لا تسألني عن مدى ما آلت إليه كفاية الأداء، أو مدى إسهام المراكز الصحية في تعزيز الصحة، أو درجة مشاركة المجتمع. هـــذه أمـــور تحـتاج إلى بحث مستقل لا أملك حالياً أدواته، فأنا أتحدث هنا عما رأيته وشاهدته قبل ٣٥ عاماً.

وبالمناســـبة، لست أدعو إلى تطبيق تجربة الرعاية الصحية الأولية في إيران فـــي بلادنا، فلكل أمة ولكل مجتمع ظروفه وبيئته وثقافته، ما ينجح في إيران قد لا ينجح في بلد أخر. وما يتقبله ويطمئن إليه ســـاكنوا القرية قد لا يتقبله ســـاكنوا المدينة. ولكن الذي أدعو إليه هو أن نتعلم من تجارب الآخرين، وأن نجرب كما جربوا.

* King Maurice (Ed), 1983. The Iranian Experiment in Primary Health Care: The West Azerbaijan Project. Oxford University Press, Oxford, UK.

حري بنا أن نفكر قبل أن ننشئ مركزاً صحياً أن نسأل أنفسنا ما الهدف من إنشائه؟

إذا كان الهدف مجرد الكشف على المرضى وصرف الدواء لهم فهو هدف قاصر لا يسهم البتة في الحفاظ على الصحة العامة بله الارتفاع بمستواها.

أما إذا كان الهدف هو تقديم الرعاية الصحية الشاملة (العلاجية والوقائية والتطويرية) بمشاركة المجتمع فهو هدف قمين أن نتبناه ونسعى إلى تحقيقه.

في هذه الحالة لا بد أن نثير عشرات الأسئلة التي يجب أن نجيب عليها في مرحلة التخطيط. ماذا؟ ومن؟ ولمن؟ وكيف؟ ولكي نجيب على هذه الأسئلة بموضوعية علينا أن نتخلص من النمطية في التفكير التي تدعونا إلى أن ننشئ مركزاً صحياً نوظف فيه مجموعة من الأطباء والعاملين الصحيين ونزوده بكميات من الأدوية ونفتح بابه للعلاج وشيء من الوقاية قليل، نحن إن فعلنا هذا لن يعوزنا رضاء الناس.

عامة الناس لا يبغون أكثر من هذا مطلبا. هم يطلبون الطبيب وسماعته وجهاز الضغط والدواء، بخاصة إذا كانت إبراً (نطزهم) بها. **أما ما يحتاجونه فعلاً ففي أكثر الأحايين يختلف عن ما يطلبونه ويسعون إليه. هم محتاجون إلى برامج للتثقيف الصحي وإصحاح البيئة وتطعيم الأطفال ورعاية الأمهات الحوامل وتحسين مستوى التغذية والوقاية من تسوس الأسنان.**

وكل ما ارتفع مستوى الجمهور الثقافي والتعليمي والاقتصادي كلما ضاقت الهوة بين الحاجة والطلب، وكلما تدنت هذه المستويات كلما زادت الهوة أتساعا.

استحضر جانبا من ذكرياتي منذ ٤٠ سنة عندما كنت أمارس الطب في عيادة خاصة في مدينة الرياض. كانت القاعدة المتعارف عليها يومها في المنطقة الشرقية أن يعطى الطبيب أجره في عيادته الخاصة تبعاً لعدد الحقن التي يتلقاها المريض . الحقنة الواحدة بخمسة ريالات والاثنتان بعشرة. وإذا لم يكن هناك حقنة فلا أجرة للطبيب..

ترى كم من جماهيرنا اليوم في البلاد العربية ما زالت تطلب سماعة الطبيب وحبة الدواء أو حقنته ولا تلتفت إلى احتياجاتها الحقيقية. تقول لي ٨٠٪ أقول لك قد!!

نموذج من القاهرة:

في منتصف الثمانينات الميلادية استضافتني كلية الطب بجامعة عين شمس بالقاهرة أستاذا زائراً. تسامعت عن مركز للرعاية الصحية الأولية أنشئ حديثاً في أحد أحياء مدينة القاهرة بدعم أمريكي ليكون نموذجاً للمركز الصحي الذي يقدم الرعاية الصحية الشاملة فحرصت على أن ألم به. وجدت فيه مجموعة من شباب الأطباء حديثي التخرج من كلية الطب مفترض فيهم أن يقودوا مسيرة المركز. سألتهم ما الهدف من إنشاء المركز؟ تعددت إجاباتهم ولم تعبر واحدة منها عن الهدف كما يجب أن يكون. مما يوحي بأنه لم تكن هناك خطة عمل مكتوبة بأهداف واضحة يستطيعون أن يتدارسوها ويناقشوها في ما بينهم ومع بقية أعضاء الفريق الصحي ويجمعون أمرهم على تحقيقها.

وجدت المركز يعنى بجمع كم وافر من الإحصائيات، ولكنها تحفظ في الأدراج ولا يستفاد منها في التعرف على حاجة المجتمع أو في إعداد خطة العمل. في خلال السنوات القلائل التي أنشئ فيها المركز لم تجر أي دراسة عن المؤشرات الصحية في المجتمع يبنى على أساسها نوعية البرامج التي يجب أن يقدمها المركز، أو نوع المشاركة المطلوبة من أفراد المجتمع.

قيل لي أن من بين نشـاطات المركز خروج الممرضـة والزائرة الصحية إلى المجتمـع فرغبـت إليهن أن أرافقهن في الزيارات المنزلية لأعرف ما يفعلن. تبدى لي بوضوح أنهن لم يهيأن للدور الذي يجب أن يقمن به. كانت الزيارة الأولى لسيدة تعاني من ارتفاع في ضغط الدم مسجلة في المركز ولم تحضر مؤخـراً لمتابعة حالتهـا المرضية. أمضينا في المنزل ساعة من الزمن ذهب الجزء الأكبر منها في السـؤال عن الصحـة والأحوال. حاولت الزائرتان في أثنائها إقناع السيدة بضرورة مراجعة المركز الصحي. لم يكن تثقيفاً صحياً بالمعنى الصحيح.

الزيارة الثانية كانت لسيدة وضع لها مانع للحمل ولم تراجع المركز للتثبت مـن وجوده. تكـرر في هذه الزيارة مـا حدث في الزيارة الأولى. أمضينا ساعات الصباح على هذا المنوال. الحصيلة هي إقناع مجموعة من السيدات بمراجعة المركز. الزيارات المنزلية لم تحقق فائدة مرجوة . عرفت فيما بعد أن هناك مكافأة مالية مقررة لكل زيارة منزلية. ربما كان هذا هو الدافع الرئيس للزيارات.. والله أعلم.

في هذا النموذج توفرت الإرادة السياسـية، وتوفر معها المال، ولكن لم تتوفر خطة العمل المبنية على أسس علمية. ولم يهيأ أفراد الفريق الصحي للأدوار التي يجب أن يقوموا بها .

نموذج من قناة السويس:

فـي مراكز صحية أخرى قد تتوافر التهيئة المناسـبة للأطباء ولكن لا تتوافر الظروف المناسبة لتطبيق ما تعلموه من أسس الرعاية الشاملة وأضرب لذلك مثلاً. اسـتضافتني كلية الطب بجامعة قناة السويس ممتحناً خارجياً لطلاب السنة النهائية بكلية الطب وطلاب الماجستير في الصحة العامة. وهي إحدى كليـات الطب الرائدة في العالم العربي التي انتهجت منذ بداية نشـأتها في

الثمانينات الميلادية أسلوب التعليم الإبداعي الذي يعتمد على خروج الطلاب إلى المجتمع ليتعرفوا على أدوائه ومشاكله الصحية وطرق معالجتها والوقاية منها. كما أنها اتخذت جلسات الحوار أسلوباً في التعليم جنباً إلى جنب مع المحاضرات.

لاحظت في امتحاني لطلاب السنة النهائية والماجستير على السواء أنهم على إدراك كاف بدورهم الذي يجب أن يقوموا به في تقديم الرعاية الصحية الشاملة (الوقائية والعلاجية والتطويرية)، ولكني أردت أن أتأكد إلى أي مدى يطبق الأطباء خريجو الكلية ما تعلموه في حياتهم العملية. رتبت لي الكلية زيارة إلى بعض المراكز الصحية في منطقة قناة السويس. فوجئت بأن الأطباء من خريجي الكلية بالرغم من أنهم تهيئوا لممارسة الطب الشمولي إلا أنهم بعد فترة من العمل في المراكز الصحية التقليدية يصبح همهم الأول هو الكشف السريع على المرضى وصرف الدواء لهم. صاغتهم بيئة العمل في المراكز الصحية بطابعها. ولم يجدوا من يراقبهم ويتابعهم ويقوم أسلوبهم. كما لم يكن هناك خطة عمل يهتدون بهديها. بل أني وجدت بعضهم يتحدث عن المريض فيشير إليه بكلمة «الزبون» إذ أن هذا البعض أفتتح لنفسه عيادة خاصة مسائية يعالج فيها المرضى بأجر. في هذا النموذج توفر التعليم الطبي الجيد ولم تتوافر البيئة الصالحة للعمل أو التوجه السياسي أو خطة العمل الهادفة.

نموذج من اليمن:

آخذكم معي إلى نموذج أخر ناجح للرعاية الصحية الأولية. دعيت من بين من دعوا من قبل منظمة الصحة العالمية في نهاية الثمانينات الميلادية للمشاركة في وضع مناهج كلية طب صنعاء. كان عميد كلية الطب يومذاك الدكتور أبو بكر القربى وزير الخارجية فيما بعد. انتهزت فرصة زيارتي لليمن لأزور

مركــزاً صحياً في إحدى القرى بين صنعاء والحديدة. كانت وزارة الصحة اليمنية قــد أعلنت آنذاك أنهــا تتبنى دعوة منظمة الصحة العالمية لإنشــاء مراكز الرعاية الصحيــة الأولية التي توفر العــلاج والوقاية والتطوير للمجتمــع. وذكرت الوزارة أن أهم ركائز الرعاية الشــاملة تدريب مســاعدين صحيين يختارون من بين أفراد المجتمع بالإضافة إلى مشاركة المجتمع في تخطيط وتنفيذ الرعاية الصحية. ولكن لظروف الميزانية فإن الوزارة لن تســتطيع أن تقدم إلــى المجتمع أكثر من تدريب المســاعدين الصحيين وتغطية رواتبهم وتوفير الــدواء واللقاحات. ومن ثم فالقرى التي تريد أن توفر لنفسها رعاية – صحية أولية، عليها أن تسهم بأمرين.

- اختيار المساعدين الصحيين لتدريبهم.
- توفير المبنى الملائم (من بيوت القرية) للمركز الصحي.

القرية التي زرتها حظيت بشيخ لها حكيم جمع حوله أفراداً من أهلها للتشاور وترتيــب الأمر.قرروا أن يختــاروا فتى تقوم وزارة الصحــة بتدريبه ليصبح مساعداً صحياً.. واهتدوا إلى شاب يعمل في السعودية. أقنعوه بالعودة إلى اليمن والانضمام إلى المشروع براتب شهري أقل من دخله في السعودية.

بحثوا عن فتاة لتتدرب كمســاعدة صحية. ووجدوها في قابلة القرية، امرأة أميه لا تقرأ ولا تكتب. رحبت بالانضمام إلى المشروع.

أرســلوا الفتى والســيدة إلى صنعاء للتدريب. وفي نفس الوقت اختاروا بيتاً شــعبياً من بيوت القرية ليكون مقراً للمركز الصحي. وبعد أن عاد الشــاب والســيدة من برنامج التدريب وفرت لهما الوزارة بمســاعدة منظمة الصحة العالمية واليونيسيف الإمكانات البسيطة والأساسية للرعاية الصحية.

تسألني ماذا رأيت في زيارتي للقرية؟

- الشاب أسهم فيما أسهم بالتعاون مع أفراد المجتمع في مد أنبوب من نبع ماء من سفوح الجبال إلى القرية فأصبح السكان يشربون مياهاً نظيفة.. سيؤدي ذلك بداهة إلى ارتفاع مستوى الصحة وانخفاض معدل الوفيات بين الأطفال.

– السيدة الأمية التي تدربت كمساعدة صحية. زودت بحقيبة من حقائب اليونيسيف تحتوي على معدات بسيطة تساعد على إجراء الولادات الصحية النظيفة .. دربت على أن تغسل يديها بالماء والصابون قبل أن تباشر عمليات الولادة، وأن تعقم آلاتها البسيطة بماء مغلي، كما تعلمت كيف تباشر عملية التوليد بأسلوب صحيح. كلها أشياء قد تبدو لك يا قارئي العزيز أموراً بدهيه ولكنها مع الأسف لا تمارس بشكل صحيح في المجتمعات الريفية. ومن هنا كانت مضاعفات الولادات والوفيات عالية بين الأمهات والأطفال حديثي الولادة.

لا يزال يحضرني منظر المساعدة الصحية الأمية التي تدربت عملياً بدون أن تقرأ كتاباً أو تخط حرفاً وقد فرشت أمامها ملاءة نظيفة رتبت عليها محتويات صندوق اليونيسيف من شاش معقم، وقطن وملاقيط، وسوائل للتطهير، وراحت تشرح لي باعتزاز وسيلتها في مباشرة عمليات الولادة.

ما زلت استحضر أمامي الآن وبعد أكثر من ٢٠ سنة منظر شيخ القرية ومعه رهط من قومه يصحبونني باعتزاز لأشاهد نبع الماء عند سفح الجبل والذي عملوا بأيديهم على مده بأنابيب إلى القرية، أخذوني إلى البيت الشعبي الذي تطوعوا بتوفيره ليكون المركز الصحي. وجدتهم يتذاكرون بفخر كيف أن القابلة والمساعد الصحي قد أسهما في تطعيم الأطفال والتثقيف الصحي وإصحاح البيئة.

قد يقول قائل .. ولكن ما حاجتنا في دول الخليج أو في الدول العربية الأخرى إلى قابلة أميه ندربها ونحن عندنا حاملات لشهادات البكالوريوس والماجستير والدكتوراه؟ وما حاجتنا إلى بيت شعبي يتطوع به سكان القرية لنجعله مقراً للمركز الصحي ولدينا ميزانية للصحة بمئات الملايين من الريالات؟

نعم هذا صحيح. ولكننا في حاجة إلى جوانب أخرى نفتقدها. نحن في حاجة إلى مشاركة المجتمع في التخطيط والتنفيذ وحتى بالتمويل الجزئي.

فمن خلال المشاركة الفعالة يصبح أفراد المجتمع مسئولين ضمنياً عن تحقيق أهداف الرعاية الصحية بل وسيكونون سعداء بهذه المشاركة وفخورين بها. **مرة أخرى لست أدعو إلى تطبيق تجربة اليمن بحذافيرها لدينا أو في أى بلد آخر، كما أني لم أدع من قبل إلى تطبيق تجربة إيران بحذافيرها.. ولكنني أدعو إلى أن نتعلم من تجارب الآخرين، وأن لا نخشى خوض التجربة.. سوف نصيب ونخطئ ولكننا في النهاية سنتعلم.**

لم تفرغ جعبتي بعد من نماذج الرعاية الصحية الأولية. أستأذنكم في إضافة بعـد آخـر لـه دلاله ألا وهو دعـم وزارة الصحة ليس المالي فقط وإنما الأدبي أيضـاً للرعاية الصحيـة الأولية. الظاهرة التي لاحظناهـا أنا وزملائي من أعضاء المجلس العربي لطب الأسـرة والمجتمع فـي زياراتنا المتكررة للبلاد العربية ولقاءاتنا مع المسئولين فيها أنه كلما تولى وزارة الصحة وزير جديد نشط، جعل جل همه تطوير المستشفيات، ولا يـكـاد يلقى بالا يذكر إلى مراكز الرعاية الصحيـة الأولية. وما تكاد تمضى سـنـوات ثلاث أو أربـع حتى يبدأ الوزير في إدراك أهمية مراكز الرعاية الصحية الأولية وأنها خير وسيلة للوقاية من الأمراض والحد من تكاليف المستشفيات. وفي كثير من الأحـوال يأتي هذا الإدراك وقد اقتربت مدة توليه منصب الوزارة إلى نهايتها وتبدأ الدورة من جديد.

النمط الغالب للرعاية الصحية في البلاد العربية هو النمط السهل المريح الـذي يلبي طلبات الجماهير أكثر مما يسد احتياجاتهم. مبنى ينشأ أو يستأجر يعمل فيه طبيب ومسـاعدون صحيون وتوفر فيه كمية من الأدويـة لعلاج المرضى، وقد يقدم من خلاله القليل من الرعاية الوقائية تتمثل غالباً في تطعيم الأطفال والحد الأدنى من التثقيف الصحي.

هذا المركز الصحي التقليدي إذا أريد له أن يتحول إلى مركز صحي متطور لن يكون ذلك بين يوم وليله. وإنما بخطة عمل هادفة مبنية على أسس علمية. لـن يتم هـذا التحول إلا إذا تحولنا نحن كمسئولين عـن الرعاية الصحية

(مخططين وإداريين صحيين وأساتذة في كليات الطب والعلوم الصحية) من فكرة الاستجابة إلى طلبات الجمهور بتوفير ما يطلبونه من طبيب وأجهزة ودواء إلى ما يحتاجونه من علاج ووقاية وتطوير. ولي آمل كبير في أن تحمل لنا الأيام القادمة تحولاً جذرياً في مفهوم الرعاية الصحية الأولية.

• آن لي أن أختتم فصل الرعاية الصحية الأولية. ولكن ليس قبل أن ألخص القضية في كلمات.

الرعاية الصحية الأولية هي الركيزة لأي خدمات صحية جيدة. سواء كانت في شمال أوربا أو أواسط أفريقيا. ذلك لأنها متصلة بالناس وبثقافاتهم وأسلوب حياتهم. لا يمكن أن يرتفع مستوى الصحة في المجتمع إلا إذا أرتفع مستوى الرعاية الصحية الأولية فيه.

ولكن أي رعاية صحية أولية نعنى؟ أتراها تلك التي يجلس العاملون فيها داخل جدران المركز يستقبلون المرضى ويعالجون أدواءهم بعد أن يكونوا قد أصيبوا بها؟ لا.. وإنما هي المراكز الصحية التي تفتح أبوابها ومنافذها.. يخرج العاملون فيها إلى المجتمع.. يعالجون أسباب أدوائه لا نتائجها فقط.. يقومون بالتثقيف الصحي، وتطعيم الأطفال، ورعاية الأمهات الحوامل، وإصحاح البيئة، وتطوير التغذية. يعملون على هدى خطة عمل مكتوبة ومحددة الأهداف. يقيسون المؤشرات الصحية في المجتمع مستفيدين منها في وضع الأولويات. يشركون معهم ثلة من أفراد المجتمع في التخطيط والتنفيذ والمتابعة والتقويم . وأخيرا وليس آخرا يقومون إنجازاتهم ليس بعدد المرضى الذين عولجوا ولا بكميات الأدوية التي صرفت، وإنما بمعدلات الأمراض والوفيات التي انخفضت.

الرعاية الصحية المنزلية:

لابد لي قبل أن أنهي حديثي عن الرعاية الصحية الأولية إلى أن أشير في عجالة إلى الرعاية الصحية المنزلية وهي وجه من وجوه الرعاية الصحية

الأولية تقدم داخل المنزل بالتعاون بين الفريق الصحي وأسـرة المريض. هي اليوم في مرحلة الطفولة في شـكلها الحديث. وإن كانت قد عرفت ومارسها البشر قبل أي نمط آخر من أنماط الرعاية الصحية. ولا أستبعد أن يأتي يوم ليس ببعيد تكون فيه هي القاعدة الأساس في الرعاية الصحية.

في زيارة لي منذ سنوات إلى مدينة توسون بولاية أريزونا بأمريكا أخذني صديقي الأستاذ الدكتور/ توني فوتورو عميد كلية الطب إلى زيارة أسرة مكونه من زوجين كلاهما تخطى السـبعين من العمر، يشـكوان من أمراض الشـيخوخة. لم يعودا في حاجـة إلى الذهاب إلى المستشـفى. فالمرضة وأخصائـي العلاج الطبيعي والأخصائية الاجتماعية يتناوبون على زيارتهما في المنزل حسب الحاجة. وفي كل مرة يتم الاتصال مع الطبيب في المستشـفى اليكترونياً بالصوت والصورة لشرح الحالة المرضية وتلقى توجيهات الطبيب. قال لي صديقي د. فوتورو لو أن كل ما سـبق أن عمله خلال سنوات عمره نسـى وذكر له فقط أنه أسهم في وضع أسس الرعاية الصحية المنزلية في مدينة توسون لكفاه ذلك.

الرعاية الصحية المنزلية لا تعتمد فقط على التقنيات الحديثة. إذ يمكن تطبيقها في كل المجتمعات وبمختلف الوسـائل. وأبسـط دليل على ذلك ما قامت به جامعة جونز هوبكنز في الستينات من القرن الماضي في قرى نارينجوال في الهند إذ حولت مسئولية معالجة حالات الإسهال لدى الأطفال وما يتبعها من جفاف من المركز الصحي إلى الأم في المنزل فتدنت بذلك معدلات الوفاة بين الأطفال*. وما قام به د. ديفيد مورلي في أفريقيا من تهيئة الأم التي لا تقرأ ولا تكتب لتكون مسئولة عن متابعة وزن طفلها بدلاً من الطبيب**.

---

* Taylor and Parker ,Integrating PHC services: evidence from Narangwal, India Health Policy Plan..1987; 2: 150 -161

** Meegan M, Morley D, (1999) Growth Monitoring; Family participation: Effective Community Development. Trop. Doc. 29 23 - 27.

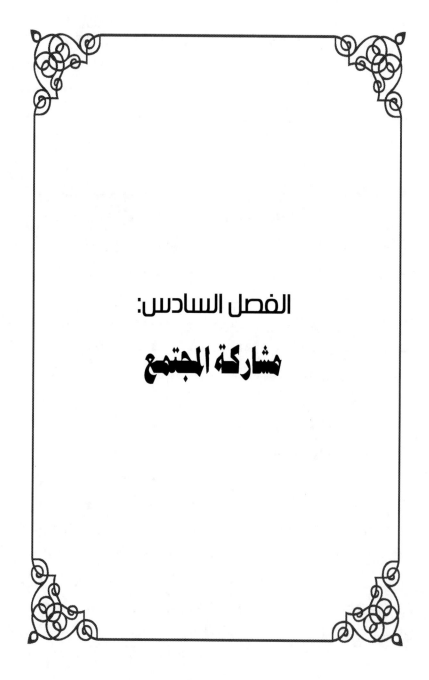

الفصل السادس:

مشاركة المجتمع

ألمحت فيما سبق من فصول إلى أهمية «**مشاركة المجتمع**». في تخطيط وتنفيذ الرعاية الصحية.

فالمجتمع هو المستفيد من الرعاية الصحية. وكلما أدرك أفراد المجتمع أن الرعاية الصحية منهم ولهم كلما كانوا أحرص ما يكون على الحفاظ عليها والارتفاع بمستواها.

الرغبة في العطاء طبيعة أودعها الخالق جل وعلا في الإنسان. يجد فيها من الرضا مالا يجده في الأخذ. تحدث بهذا الأولون وجاءت به الشرائع السماوية. فلم لا نستفيد من هذه النزعة الإنسانية في تطوير الرعاية الصحية؟

الشواهد من التاريخ كثيرة.. هذا نبينا صلى الله عليه وسلم قدوتنا في عمل الخير والعطاء (ما نقص مال من صدقة) و(لا يؤمن أحدكم حتى يحب لأخيه ما يحب لنفسه) و(المؤمن للمؤمن كالبنيان يشد بعضه بعضا). وهؤلاء صحابته رضوان الله عليهم. عبد الرحمن بن عوف الذي بلغ من عطائه أن كان يقال أن أهل المدينة جميعاً شركاء لابن عوف في ماله، ثلث يقرضهم، وثلث يقضي عنهم ديونهم، وثلث يصلهم ويعطيهم. وعثمان بن عفان الذي جهز ثلث جيش العسرة، وأبو بكر الصديق الذي أعتق كثيراً ممن أسلم من العبيد المستضعفين وعلى رأسهم بلال بن رباح. وأولئك الأنصار يتقاسمون ما يملكون مع المهاجرين. وهذه زبيده امرأة الرشيد تنشئ عين زبيده لسقيا الحجاج في مكة وتنفق عليها مئات الملايين بحساب اليوم.

ومن أمريكا تأتينا أخبار الملياردير بيل جيتس وزوجته اللذان تبرعا بعشرة بلايين دولار لتطوير اللقاحات الواقية من الأمراض. وصاحبهما وارين بوفيت أحد أغنى أغنياء العالم يعيش حياة أقرب إلى التقشف ويتبرع بـ ٨٥٪ من ثروته التي تحسب بآلاف الملايين لأعمال الخير.

ومن بلادنا نستطيع أن نضرب أمثله لأصحاب الخير والعطاء عرفتهم عن قرب. لا يتوانون عن دعم مشاريع الخير بالجهد والمال. أرجو أن أكون في حل من ذكر أسمائهم.

يحضرني بهذه المناسبة ما ذكره الفيلسوف البريطاني بيرتراند رسل في كتابة «انتصار السعادة»* من أنه بالرغم من كونه ينحدر من عائلة غاية في الثراء إلا أنه كان في شبابه يائساً قانطاً على شفا الانتحار. ذلك أن اهتماماته كانت تدور حول نفسه. ومع تقدم العمر وتجربة الحياة أصبحت اهتماماته تدول حول قضايا الآخرين، فغدت حياته مفعمة بالخير والأمل.

نكتفي بهذا القدر للدلالة على استعداد الإنسان الفطري لبذل الوقت والجهد والمال من أجل خير الآخرين. بيد أن الإنسان يحتاج إلى أن يقتنع بأن ما يعطيه سيذهب في سبيل الخير. ولكي يقتنع يجب أن يفهم ويدرك. ومن هنا جاءت الدعوة إلى إشراك أفراد من المجتمع في وضع الخطط والبرامج الصحية. نناقشهم فيها ونستمع إلى آراءهم ووجهات نظرهم ومتطلباتهم ونتيح لهم الفرصة لأن يبذلوا من وقتهم وجهدهم ومالهم إن شاءوا.

كنت أزور مركزاً صحياً في منطقة الباحة. طبيب المركز يتردد عليه في اليوم الواحد أكثر من ٧٠ مريضاً. متوسط ما يبذله من وقت مع كل مريض لا يزيد عن دقيقتين. أي أن لديه فائضا من الوقت

ولكنه لا يستفيد منه في النشاطات الوقائية. سألته - وأنا مدرك لإجابته سلفا - لماذا لا يخرج بنشاطات المركز إلى المجتمع ؟ قال : إن ذلك ممنوع نظاماً.

عدت فسألته: لماذا لا يفوض بعض مهامه في تشخيص وعلاج الحالات المرضية البسيطة إلى بعض مساعديه لكي يتفرغ للإشراف على تطوير الصحة في المجتمع ووقايته من الأمراض. سألته هذا السؤال وأنا مدرك أيضاً للإجابة سلفاً. فالنظام لا يسمح له بذلك. على الرغم من أنه معروف علمياً أن أكثر الحالات المرضية التي تتردد على المراكز الصحية والعيادات الخارجية في المستشفيات حالات عارضة، ولأن مناعة الجسم تعمل

*Bertrand Russell, The Conquest of Happiness (London; Allen & Unwin, 1930)

عملها في مواجهة العارض المرضي فإنه عـادة ينتهي ويزول بدون ما حبة دواء. أو شكة إبرة.

بيـد أن الطبيـب أضاف قائلا: حتى لو سـمح لي النظـام بتفويض علاج الحالات البسيطة إلى بعض مساعدي فالمجتمع نفسه لا يقبل ذلك.

أمـا الذي لم يقله الطبيب ولكن أثبتته الدراسـات فهو أن كثيراً من الأطباء لا يتصورون الممرض أو أي من أفراد الفريق الصحي قادراً على تشـخيص وعلاج الحالات البسـيطة العارضة. حجة الطبيب في ذلك.. وماذا لو أخطأ الممرض؟ ولا يسـأل الطبيب نفسـه وماذا لو أخطأت أنا؟ ففي ظل الدقيقة والنصف التي يمضيها الطبيب في علاج المريض في كثير من المراكز الصحية في العالم العربي، وفي ظل غياب وسائل التشخيص المعملي والإشعاعـي، الطبيب نفسه عرضه ولا شك للخطأ.

اسـتوقفني ما قاله الطبيب مـن أن المجتمع لا يقبل فكرة أن يفوض الطبيب تشـخيص وعلاج الحالات البسيطة لمسـاعديه. هل هذا صحيح حقاً؟ وهل نوقشـت الفكرة مع أفراد مـن المجتمع قبل أن نحكم بأنهم سـيقبلونها أو يرفضونها؟

اتصلت بشيخ القرية ورجوته أن يجمعني ببعض وجهائها وأصحاب الرأي فيها. لقيتهم بعد صلاة الظهر وأدرت معهم حواراً أستمر ساعة أو يزيد.

قلت: تعرفون أن الرعاية الصحية ليست مجرد علاج المرضى وإنما تشـمل إصحاح البيئة، وتحسـين التغذية، والتثقيف الصحي والوقاية من الأمراض وحظكم من هذا قليل. وافقوني على ذلك.

قلت: ما الذي تقترحونه.

قالوا زيادة عدد الأطباء.

قلت: الأمر ليس بـهذه السهولة فـوزارة الصحة ليس لديها فـائض من الأطباء. قالوا وما العمل؟

قلت بعد حوار حـول الموضوع: ماذا لو فوض الطبيب للممرض علاج بعض الحالات المرضية البسيطة ليتفرغ هو لتطوير الصحة في مجتمعكم.

قالوا وماذا لو أخطأ الممرض؟

ملاحظة جيدة جرتني إلى ذكر أن الممرض المدرب يعرف حدوده فلا يتجاوزها . وأن أغلب المرضى الذين يرتادون المركز الصحي أمراضهم بسيطة لا تحتاج بالضرورة الى علم وخبرة الطبيب، وفي العديد من دول العالم تقوم الممرضة أو الممرض بعلاج الحالات البسيطة مما يتيح فرصة للطبيب أن يخصص شطراً من وقته وجهده للتطوير الصحي والوقاية من الأمراض.

بعد ساعة من الحوار قال أحدهـم .. يا دكتور أنت أعرف منا. إذا كنت تقـول أن هناك دولاً يقوم فيها الممرض بتشخيص وعلاج الحالات المرضية البسـيطة، وتقول لنـا أن هذا أفضل للمجتمع حتى يتفرغ الطبيب لشـئون التطوير والوقاية .. فنحن مستجيبون.

أذكر هذه الحالة لما لها من دلالة. لو أشـركنا وجهاء المجتمع وقادته في خططنا الصحية ومشاريعنا وبرامجنا لكان ذلك أدعى لإحساسهم بالانتماء، ولأن يسهموا بـدور ايجابي في مختلف جوانب الرعاية الصحية. لن يعوزنا أن نجد القادرين على المشاركة والراغبين فيها تطوعاً. في كل مدينة من مدن المملكة بل وفي كثير من القرى سـنجد شبـاباً ذكوراً وإناثاً تلقوا تدريباً قل أو كثر في علوم الإدارة والاجتمـاع والاقتصاد والتربية. يمكن الاسـتفادة منهم كمتطوعين في تخطيط وتنفيذ ومتابعة وتقييم البرامج الصحية بالتعاون مع أفراد الفريق الصحي.

حدثني مسـئول في إحدى الغرف التجارية أن عشـرات من الفتيات سجلن أسـماءهن متطوعات في النشاطات الاجتماعية. وكارثة السيول بمدينة جدة ليست عنا ببعيد حيث تصدى لعمليات الإنقاذ والمساعدة مئات من المتطوعين ذكوراً وإناثاً من مختلف الأعمار والجنسيات.

لا يفوتني هنا أن أعرج على بعض التجارب التي مررت بها ولها دلالاتها من حيث استعداد أفراد المجتمع للمشاركة في الخدمة العامة وبخاصة الجوانب الصحية.

درجنا في كلية الطب بجامعة الملك سعود على أن نأخذ طلاب السنوات الأخيرة لفترات تتراوح بين أسبوع وأسبوعين إلى بعض القرى للتدريب الميداني حيث يقومون بدراسة الأوضاع الصحية، وإجراء بعض الفحوصات السريرية والمعملية، والتثقيف الصحي، وتطعيم الأطفال. في أحدى السنوات قمنا بالتدريب الميداني في قرى تنمية بمنطقة عسير. وإذ وجدنا أن القرية ينقصها النظافة قررنا أن نخصص يوماً لتنظيفها. أشترك الأساتذة وطلاب الطب وتلاميذ المدرسة في حملة النظافة. بينما شارك تلميذات المدرسة من منازلهن في تنظيف البيوت. ولم يأت عصر ذلك اليوم إلا والقرية تكاد تلمع من النظافة. أحتفل سكان القرية بانجازهم وكان الجميع سعداء بما بذلوا من جهد.

وفي سنة تالية قمنا بالتدريب الميداني في قرى الأسياح بالقصيم. احتجنا إلى إعداد خريطة توضح أرقام المنازل فقام بالمهمة مدرسو المدرسة. أما مدرسات المدرسة فاستقطبناهن ليقمن بالتثقيف الصحي للأمهات بعد أن دربناهن على عرض الأفلام الصحية والتعليق عليها. استضافنا الأهالي للإقامة في بيوتهم ووفروا لنا وسائل المواصلات وكان عددنا ما بين أساتذة مشرفين وطلاب يربو على الخمسين.

وفي دورة تدريبية عن الرعاية الصحية الأولية أقمتها للأطباء في بعض قرى بنجلادش خصصت يوماً من أيام الدورة للقيام بحملة تنظيف في القرى. وإذا عرفنا مدى الفارق الاجتماعي بين القروي والطبيب في بنجلادش أدركنا أنه لم يكن من اليسير على الطبيب أن يقبل بالنزول إلى شوارع القرية لتنظيفها إلا عندما شاهد أستاذه يفعل ذلك. كان الهدف هو إشعار الطبيب بأنه قدوة لأفراد المجتمع. وبالفعل لم يكد القرويون يرون أطباءهم يجمعون القمائم حتى سارعوا بالاشتراك في حملة التنظيف.

الخلاصة هي أن بعض أفراد المجتمع لديهم القدرة والاستعداد للمشاركة وبذل الجهد والمال في الخدمة العامة وعلينا الاستفادة من هذه الطاقة في مشاريعنا الصحية.

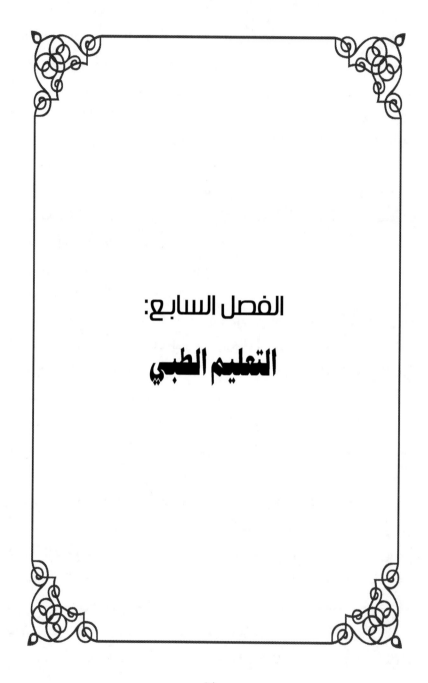

الفصل السابع:

التعليم الطبي

بحثت ذات يوم مع زميل لي من الأطباء أنواع النشاط التي يجب أن يقوم بها المركز الصحي لتطوير الوضع الصحي في المنطقة التي يعمل بها الزميل، فكان جوابه «حسناً هذا يعطي للطبيب فكرة عن ما يدور في المركز من نشاطات».. عجبي!! إنه لا يرى نفسه كطبيب مسئولاً عن تطوير الرعاية الصحية في المجتمع الذي يعمل فيه. مهمته العلاج فقط، أما الوقاية والتطوير فهي مسئولية الآخرين.

ومع طبيب آخر أثرت موضـــوع التطعيم الواقي من أمراض الطفولة، وكيف أنه لا يقدم بشـــكل كاف في بعض المراكز الصحيـــة. فكان جوابه «التطعيم مسئولية المراقب الصحي»!

مرة أخرى.. الطبيب هنا لا يرى نفسه مسئولاً عن تطوير الصحة بقدر ما هو مسئول عن علاج المرضى فقط.

المسئول الأول عن هذا الاتجاه النفسي والفكري لكثير من الأطباء هو نوعية التعليـــم الطبي الـــذي يتلقاه الطبيب. منظمتا الصحة العالمية واليونيســـيف تؤكدان أن لا سبيل لتطوير الرعاية الصحية إلا بتطوير أهداف التعليم الطبي بحيـــث تتحول اهتمامات الطبيب وأعضـــاء الفريق الصحي من مجرد علاج المرضى إلى الرعاية الصحية التي تشمل الوقاية والعلاج وتعزيز الصحة.

بدءً من الخمســـينات في القرن الماضي تســـارعت حركة التجديد في التعليم الطبي في اتجـــاه التعليم الإبداعي. من أوائل الجامعـــات التي بدأت حركة التجديد جامعات ماكماستر في كندا وماسترخت في هولندا ونيوكاسيل في أســـتراليا وبينانج في ماليزيا. وفي البلاد العربية خطت الخطوات الأولى في هذا الاتجاه كليات الطب في جامعة قناة الســـويس في مصر، والجزيرة في السودان، والخليج العربي في البحرين، وأبها في المملكة العربية السعودية.

كل واحـــدة من هـــذه الكليات الطبية أخذت منحى فـــي التعليم الإبداعي قد يختلف عن الكليات الأخرى ولكنها جميعها تلتقي في بضعة أمور:

١- الخروج بطلاب الطب من قاعة المحاضرات وعنابر المستشفى إلى البيئة.

ليتعرفوا على أسباب المشاكل الصحية وسبل الوقاية منها قبل حدوثها . فالأمراض منشؤها البيئة وليس فصول الدراسة أو عنابر المرضى. يقوم الطلاب أثناء تدريبهم الميداني بدراسة الوضع الغذائي في المجتمع، ومصادر التلوث فيه، ويتعرفون على الأسباب التي تؤدي إلى الإصابة بمشاكل صحية مثل السكري وضغط الدم والسمنة وحوادث المرور . حتى يكونوا مهيئين في حياتهم العملية فيما بعد لإعطاء الرعاية الصحية الشاملة.

٢- المنهج الدراسي لا يصوغه أستاذ المادة وحده ، وإنما يصوغه مجموعة من الأساتذة، يتشاورون فيما بينهم بحيث يتلاقى المنهج مع احتياجات الطالب ولا ينحصر في اهتمامات الأستاذ. ولأضرب لذلك مثلاً .. أستاذ في الأمراض الباطنية تخصصه الدقيق في الغدد الصماء. ولأن الإنسان بطبيعته البشرية يظن أن محور الأرض يمر من خلال اهتماماته الشخصية فإن الغدد الصماء وحدها قد تستأثر بالنصيب الأوفى من (المحاضرات !) التي يلقيها الأستاذ على طلابه. ولتفادى هذا يجب أن يصاغ المنهج بواسطة لجنة مشتركة تراعى احتياجات الطالب.

٣ - التعليم عن طريق حل المشاكل (problem based learning) وفيه يدرس الطلاب مشكلة صحية يغوصون في أعماقها ويقرؤون ويبحثون عنها ويلمون بأطرافها، ثم يجتمعون في الفصل الدراسي على هيئة مجموعات لإدارة حوار حولها، وأستاذهم معهم يدلهم على مصادر المعرفة ليستقوا منها، ويشجعهم على الحوار، ولكنه يحاذر أن يزودهم بالمعلومة ذلك حتى يتدربوا على الاعتماد على أنفسهم والتعاون فيما بينهم في البحث والاستقصاء.

٤ - غرس عادة التعلم المستمر مدى الحياة لدى الطالب. حتى إذا ما خرج إلى الحياة العملية داوم على الإطلاع والدراسة. علوم الطب متغيرة ومتطورة. فبعد سبع سنوات من تخرج الطبيب من كلية الطب إذا لم يجدد معلوماته بالقراءة المستمرة وحضور الندوات والمؤتمرات سوف تتضاءل معلوماته، وقد يكون في ممارسته الطبية شيء من الخطورة. هذا الاستعداد للتعلم المستمر

يجب أن ترسى قواعده أثناء فترة الدراسة. وليس هناك أفضل من تدريب الطالب على أن يبحث عن المعلومة بنفسه ثم يأتي لمناقشتها مع زملائه ومدرسيه.

قد يكون من المفيد أن القي الضوء على أسلوب التعليم الطبي في واحدة من الكليات التي انتهجت الأسلوب الإبداعي في تدريس الطب. كلية الطب في جامعة ماكماستر بكندا. وأنبه الأذهان مسبقاً إلى أن ما قد يناسب كلية طب في كندا قد لا يكون صالحاً بحذافيره لكلية طب في مجتمعاتنا، بيد أن علينا أن نتعلم من تجربتهم، ولا نخشى أن نجرب كما جربوا. قد نخطئ ونصيب .. ولكن أذهاننا تظل مفتوحة لتحرى الأفضل.

طرح المسئولون في كلية الطب في جامعة ماكماستر على أنفسهم بضعة أسئلة قد تبدو غير مألوفة للبعض منا، ولكن العقل والمنطق يقتضي طرحها ومحاولة الإجابة عليها. سألوا أنفسهم ما الذي يمنع من أن نستقبل في كليتنا الطبية طلاباً من خريجي الكليات الأدبية؟ (لاحظ أن دراسة الطب تبدأ لديهم بعد الدراسة الجامعية). بل وما الذي يمنع من أن نقبل في كلية الطب محاميا أو رجل أعمال أو مهندسا في أواسط العمر إذا أراد تغيير مسار حياته وممارسة الطب؟

جربوا أن يجيبوا على هذين السؤالين عملياً ولم توقفهم النظم والقوانين. ونجحت التجربة. وجدوا أن خريجي الكليات الأدبية إذا ما التحقوا بكلية الطب قد يجدون صعوبة في السنة الأولى من الدراسة، ولكنهم فيما بعد قد يتفوقون على زملائهم الدارسين من خريجي الكليات العلمية. ووجدوا أن المحامي أو رجل الأعمال إذا كانت لديه دوافع قوية لدراسة الطب قد يتفوق على زملائه. بيت القصيد أنهم أعطوا لأنفسهم مساحة من حرية التفكير ولم يقيدوا أنفسهم بقيود جامدة لا يملكون الفكاك منها.

طالب الطب في ماكماستر منذ أن يلتحق بكلية الطب إلى أن يتخرج منها لا يتلقى إلا القليل من المحاضرات ولا يؤدي امتحانات فصلية أو سنوية أثناء دراسته. تسألني كيف؟

ينتظـم الطالب منذ بداية السـنة الأولى في حلقة دراسـية مع مجموعة من الطـلاب لا يزيد عددهم عن أثنى عشـر طالبا يرافقهم أستاذ مهمته تسهيل حواراتهم وليس تزويدهم بالمعلومات.

اسـتعرض هنا نموذجاً للتعليـم من خلال البحث والاسـتقصاء و الحوار. مجموعـة مـن الطلاب الجدد فـي الكلية تعرض عليهـم حالة طفل مصاب بإسهـال وهم بعد لا يعرفون شيئاً من أساسيات الطب.

يبدؤون في طرح أسـئلة على أنفسهم ما هو الإسهال؟ ولماذا؟ وكيف؟ ومتى؟ وأيـن؟ يناقشـون هذه القضية لمدة سـاعتين ثم ينفرط عقدهـم ليبدؤوا في القراءة والبحث والاسـتقصاء و محاولة الإجابة على الأسـئلة التي طرحوها على أنفسهم. بعضهم يذهب فيقرأ عن أسباب الإسهال، وآخر يدرس تشريح وفسيولوجية الجهاز الهضمي، وثالث يذهب إلى بيت الطفل بحثاً عن الظروف البيئية التي قد تكون أدت إلى الإسهال، وغيره يسارع إلى المستشفى ليتعرف على وسـائل العلاج الذي أعطى للطفل. ومنهم من يلم بالمختبر ليتعرف على الفحوصات التي أجريت له.

يعطـى الطلاب لأنفسـهم أياماً للقـراءة والبحث والتحري يعـودون بعدها ليجتمعـوا فـي حلقة نقاش. كل منهم يدلي بما عـرف وبما وجد. وفي نهاية الجلسة يجدون أنفسهم ما زالوا في حاجة إلىٰ مزيد من المعلومات، فيضعون ثبتاً بها ثم يوزعون المهـام فيما بينهم وينفضون لجمع المزيد من المعلومات. قد يمضون شهراً في دراسة مشكلة واحدة. هم الذين يديرون حلقات النقاش وهـم الذين يوزعون المهام فيما بينهم. دور أسـتاذهم يقتصر على تسـهيل العمليـة التعليمية إذا تعثرت. يتركهم يبحثون ويتعلمون بأنفسـهم. ومن هنا لقب الأستاذ بالمساند Facilitator. والقاعدة هي أن الأستاذ المتميز هو الذي يكاد ينسى الطلاب وجوده بينهم.

شـاركت في ندوة عقدت فـي كلية الطب بجامعة الينـوي بالولايات المتحدة

الأمريكية مع مجموعة من عمداء وأساتذة كليات الطب من بلدان مختلفة. جعلونا نشاهد ثلاث جلسات حوار لثلاث مجموعات من الطلاب ومع كل مجموعة أستاذهم . استغرقت كل جلسة ساعتين. طلب منا في نهاية الجلسات أن نقوم الأساتذة الثلاثة، وكان معيار التقويم هو: من من الأساتذة نسى طلابه وجوده معهم!!

تسألني وكيف لا يخضع الطلاب لامتحانات تفرق بين الشاطر والخائب؟

القضية بسيطة..

إذا ما وجدت المجموعة أن أحد أفرادها بليد أو كسول من حقهم إذا اجتمعت كلمتهم أن يخرجوه من مجموعتهم. وفي هذه الحالة من الصعب أن تتقبله مجموعة أخرى، ومن هنا فهم ليسوا في حاجة إلى من يمتحنهم. هم رقباء على أنفسهم.

أريد أن أكرر ما سبق أن قلته. لسنا ملزمين بإتباع مدرسة ما شرقية أو غربية. ولكن علينا أن نستفيد من تجارب الآخرين وأن نعطي أنفسنا الفرصة لكي نجرب كما جربوا . ونتعلم من أخطائنا .

هذه الاتجاهات التي ندعوها حديثة في التعليم الطبي، بما في ذلك التعليم الذاتي والتعليم المستمر والتعليم عن طريق حل المشاكل، لها جذور في تاريخنا.

هذا أبو بكر بن زكريا الرازي (٢٣٥ ـ ٣٢٠هـ) كان يعلم تلاميذه الطب عن طريق الممارسة العملية و التصدي لحل المشاكل. يجلس إلى دروسه و دونه تلاميذه، ودونهم آخرون ، فكان يجيء الرجل فيصف ما به من علة لأول من يلقاه منهم، فإن كان عنده علم وإلا تعداه لغيره، فإن أصابوا، وإلا تكلم الرازي في ذلك.

وهذا صنوه في الموسوعية الرئيس ابن سيناء (٣٧١هـ ـ ٤٢٨هـ) الذي ألف في الطب، والميتافيزيقا، والفلك، والفلسفة، والشعر. من أقواله «كنت أرجع بالليل إلى داري، و أضع السراج بين يدي، وأشتغل بالقراءة والكتابة، فمهما

غلبني النوم أو شعرت بضعف ، عدلت إلى شرب قدح من الشراب ريثما تعود إليّ قوتي، ثم أرجع إلى القراءة».

وهذا الطبيب موفق الدين عبد اللطيف البغدادي يرسي قواعد العلاقة بين الطالب و أستاذه فيقول:

«عليك بالأساتذة في كل علم تطلب اكتسابه، و لو كان الأستاذ ناقصاً، فخذ عنه ما عنده، حتى تجد أكمل منه، وعليك بتعظيمه وترحيبه، وينبغي أن تعرض خواطرك على العلماء وعلى تصانيفهم، وتثبت ولا تعجل، ومن لم يعرق جبينه إلى أبواب العلماء، لم يعرف الفضيلة ولم يبجله الناس، ومن لم يتحمل ألم التعلم لم يذق لذة العلم، ومن لم يكدح لم يفلح».

و بعد : على الطبيب أن يدرك أنه مهما بلغ علمه، فإن أسرار الجسم البشري لا يزال أكثرها مغلقاً، والنفس البشرية لا زالت أبعد غوراً من مداركنا المحدودة ولعل شاعرنا القديم يعبر أصدق تعبير عن ذلك حين يقول:

يقول لك الطبيب دواك عندي
إذا ما جس كفك والذراعا
ولو عرف الطبيب دواء داء
يرد الموت ما قاسى النزاعا

علنا إذا تذكرنا ذلك عرفنا ـ معشر العاملين في الحقل الصحي ـ حدود قدراتنا، واطرحنا ما قد يلم ببعضنا من غرور، وظننا بأنفسنا خيراً.

مشاكل التعليم الطبي في بلادنا العربية متعددة الجوانب. اذا جاز لي ان ألخصها فهي:

١ ـ غياب الهدف من التعليم الطبي في أكثر الكليات الطبية. وإذا ما وجدت هدفاً مكتوباً فهو في أكثر الأحوال لا يعدو أن يكون «إنشاء كلية متميزة يقبل خريجوها للدراسات العليا في الجامعات الغربية» ونادراً ما تجد الهدف ينطق ويقول «بأن يكون الخريج مهيئاً لرفع المستوى الصحي في المجتمع».

تحضرني هنا كلمة الأستاذ العقاد رحمه الله «غناك في نفسك، وقيمتك في عملك، ودوافعك أولى بالتحري من غاياتك».

يجب أن نسأل أنفسنا لماذا ننشئ كلية طب و ماذا سيفعل خريجوها؟ أذكر أني عندما كلفت بإنشاء كلية الطب بابها كنا نستضيف عمداء وأساتذة من كليات الطب في أمريكا وكندا وبريطانيا لنتشاور معهم في وضع المنهج التعليمي ومع كل زيارة لمجموعة منهم كنا نطلب من سمو أمير منطقة عسير أن يوفر لنا طائرة هيلوكبتر تأخذنا من مدينة أبها على قمم الجبال إلى تهامة بمحاذات ساحل البحر. نزور القرى ونلتقي بالسكان ونتفقد ظروف البيئة. لنعطي زوارنا الانطباع بأننا ونحن نتطلع إلى إنشاء كلية طب متميزة نضع في اعتبارنا أن بعض خريجيها قد يعملون في مثل هذه البيئات، وعلينا أن نهيئهم لرفع مستوى الصحة فيها بالعلاج والوقاية والتطوير.

٢- التعليم التقليدي الذي ينتقل فيه العلم من الأستاذ المحاضر إلى الطالب المستمع يجب أن يكون الاستثناء وليس القاعدة في التعليم. نحن محتاجون إلى جرعة أكبر من الحوار والنقاش أو ما يسمى بالتعليم النشط. لن نستغني عن المحاضرة الجيدة ولكن يا حبذا لو كانت المحاضرة منطلقاً للحوار.

لا بد لي أن أقول أن أعداداً متزايدة من الكليات الطبية في المملكة وفي بقية الدول العربية أصبحت تعني بصور متفاوتة بتوجيه الطالب للحصول على المعلومة بنفسه ومن ثم المشاركة في حلقات نقاش مع زملائه. إلا أننا ما زلنا في حاجة إلى المزيد.

٣- كثير من كليات الطب لا تعطى أهمية كافية للتدريب الميداني الذي يخرج فيه الطلاب إلى المجتمع ليتعرفوا على المشاكل الصحية فيه .. أسبابها ونتائجها , وعلاقاتها المتداخلة مع العوامل البيئية والاقتصادية والثقافية والعادات والتقاليد. وليتدربوا على جمع الإحصاء الحيوي وتحليله وتطبيق نتائجه. هذا الاتجاه نرجو أن يسود ليس فقط في السنوات النهائية و إنما بدءً من السنوات الأولى من التعليم الطبي.

٤ـ يعتقد الكثيرون أن التدريب السريري أفضل مكان له هو المستشفى الجامعي. إلا أن الدراســات تشـير إلى أن طالب الطب إذا أقتصر تدريبه السـريري على المستشـفى الجامعي فلن يتعرف إلا على جزء من المشاكل الصحية الموجودة في المجتمع. فالمستشـفى الجامعي لا تصله كل الأطياف من المشاكل الصحية. ولذا فالتوجه الذي تدعمه منظمة الصحة العالمية هو أن لا يقتصر التدريب السـريري على المستشفى الجامعي وإنما يجب أن يتدرب الطالب أيضاً في المستشـفيات العامة والمراكـز الصحية والصحة المنزلية، حتى يتسنى له الإلمام بأكبر قدر من المشاكل الصحية وطرق حلولها.

٥ـ تفتقد كثير من كليات الطب إلى مختبرات المهارات (Skill Labs). في هذه المختبرات يتدرب الطالب علـى المظاهر الإكلينيكية لكثير من الأمراض باسـتخدام المجسـمات البلاسـتيكية وغيرها قبل أن يذهب إلــى التدريب السـريري في المستشفى. وهو بهذا يكتسـب الدربة على الفحص السريري قبل أن يتعامل مع المريض.

٦ـ المبالغة في صرف الموارد المالية المحدودة على المباني والأجهزة والمعدات. في حين أن الأسـاس والركيزة للتعليم الجيد ليس البنـاء الفخم وإنما هو الأستاذ القدير، والمنهج الدراسي الملائم، ومدى حماس الطالب لتلقي العلم. يذكرني هذا بما ذكره السـير ونسـتون تشر شل في كتابه عن تاريخ الثورة المهدية. وكيف أن القوات البريطانية عندما أرادت أن تمد خطاً للسكة الحديد أنشـأت مدرسة لإمداد الأهالي بالخبرة اللازمة لإدارة سكك الحديد. أنشأتها في الريف في ظلال النخيل. وكان تعليق المؤلف أن حماس الطلاب وسـرعة استيعابهم تحت ظلال النخيل ليفوق استيعاب رصفائهم في أعظم المدارس في البلاد المتقدمة اقتصادية.

هذا الأمر أكدته دراسـة أجرتهـا جامعة أريزونـا عن العوامل التي أدت إلى نجـاح التعليم الأهلي الجامعي في الولايات المتحدة الأهلية وذكرت من بينها

التركيز على المنهج الجيد واستخدامات تقنيات التعليم، وليس المباني الضخمة*

– الحديث لا يكاد ينتهي عن أساليب التعليم الطبي ولكن آن الأوان لننتقل إلى قضية أخرى..

بأي لغة يجب أن نتعلم الطب؟

كتبت كثيراً عن هذا الموضوع وتحدثت فيه بإسهاب في كتابي «تجربتي في تعليم الطب باللغة العربية».** أنني أكاد أجزم بأننا لن نتقدم علمياً وحضارياً وثقافياً إلا إذا احترمنا لغتنا العربية وعلمنا وتعلمنا بها. كلما أثريناها أثرتنا، فاللغة وعاء للمعرفة والثقافة. هذا الأمر لا يتعارض مع إجادة اللغات الأجنبية فهذا أمر حتمي تتطلبه طبيعة العصر الذي نعيشه. المشكلة تتلخص فيما يلي:

يعتقد البعض أننا إذا علمنا علما من العلوم مثل الطب أو الهندسة باللغة الإنجليزية فإن هذا يساعد الطالب على إجادة اللغة الإنجليزية. وهذا خطأ بين. فالوسيلة المثلى لتعلم لغة أجنبية هي أن يتعلمها الدارس كلغة. يتعلم مفرداتها وقواعدها ونحوها وصرفها. وهذا ما تفعله دول صغيرة نسبياً مثل فنلندا والسويد والدانمرك والنرويج وهولندا وإسرائيل. جميعها تعلم الطب بلغاتها. ولكن على الطالب أن يجيد لغة أو أكثر من اللغات الحية.

يعتقد البعض أن التعابير الطبية في كتب الطب من الكثرة بمكان بحيث يتحتم علينا التعلم باللغات الأجنبية.. ولمن شاء أن يفتح صفحات أي مرجع طبي ويحسب نسبة التعابير الطبية فيه (بعد حذف التكرار) سيجدها لا تزيد عن ٣,٥٪.

الطالب الذي يدرس بلغة لا يجيدها من البدهى أن يتعثر في القراءة والتعبير، ويلجأ إلى الدراسة من الملخصات بدلاً من المراجع، ويحجم عن النقاش والحوار خشية الخطأ.

أرجو من المسئولين عن التعليم الطبي في البلاد العربية أن تجتمع كلمتهم ليبحثوا هذا الأمر بجدية وأن يصدروا قراراً بتعليم العلوم الطبية وغير الطبية باللغة العربية مع إلزام الطلاب بإجادة لغة أو أكثر أجنبية.

- F. Craig Baker, College of Business and Public Administration,*
- University of Arizona. The Establishment of a Private University in the Kingdom of Saudi Arabia. Report, 2000

** زهير أحمد السباعي. تجربتي في تعليم الطب باللغة العربية. نادي المنطقة الشرقية بالدمام: الطبعة الثانية ١٩٩٦.

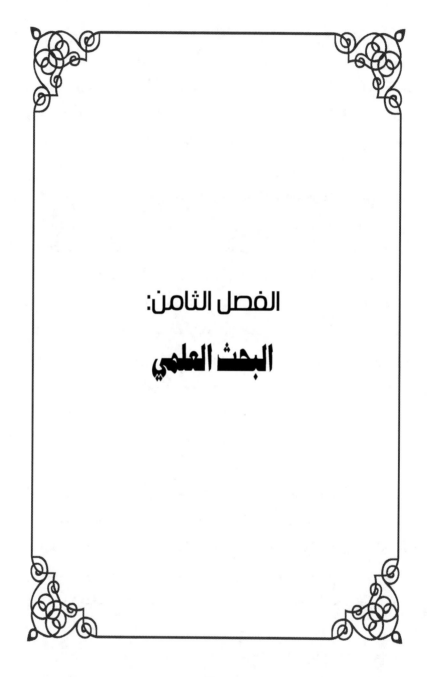

الفصل الثامن:

البحث العلمي

تدل جميع المؤشـرات على تأخرنا في البحث العلمي وما يتصل به من مبتكرات ومخترعات ونشـر للبحوث العلمية. لك أن تعرف أنه على مسـتوى العالم يوجد نحواً من ٥٠ مركزاً متقدماً للبحوث الطبية أغلبهـا في أمريكـا الشمالية بينما لا يوجـد أي منها في العالم العربـي. وما يصرف على البحث العلمي في بلادنا العربيـة قاطبة لا يوازي جزاً من عشـرة أجزاء مما يصـرف عليه في بلد واحد أوربي مثل بريطانيا أو فرنسا أو ألمانيا. البحث العلمي ليس ترفاً علمياً أو ذهنياً، وإنما هو أساس للتقدم العلمي وما يتبعه من تقدم اقتصادي واجتماعي.

ترى ما السبب في تأخرنا في البحث العلمي؟

بداهة المشـكلة ليست في جينات التناسـل، وأعنى بذلك أننا لسنا متخلفين ذهنيا عن بقية الشـعوب والأجناس وإنما هي في ظروف البيئة المحيطة بنا. نحـن قـوم نتاج بيئة وثقافـة هيأتنا لأن نطلب النتائج الفوريـة العاجلة، ولا نطيـق الانتظار على ما نسـتثمره من جهد أو مـال أو وقت. ولا أدل على ذلك من مسـارعتنا في استثمار جهدنا وطاقاتنا وأوقاتنا في الأراضي والعقارات لفترة من الزمن وفي الأسهم والسندات لفترة أخرى.

فـي البيـت.. تربيتنا لأطفالنـا يغلـب عليها تعابير محبطـة ومثبطـة من قبيل «يا ولد أسـكت.. يـا بنت عيب». الأمر الذي يحد مـن انطلاقة الطفل الفكرية. أثبتت الدراسات أن معظم الأطفال يولدون ولديهم الاستعداد العقلي للاكتشـاف والابتكار. حتى إذا ما وصلوا إلى سن السادسة أحاطتهم بيئة البيت والمدرسـة بقيود وموانع وسدود سـرعان ما تخبو معها هذه الجذوة، ومن ثـم يتحولون إلى أطفال عاديين لا يرون أبعـد من أنوفهم. وفي مرحلة الدراسـة الابتدائية والثانوية كما هو الأمر في الجامعة مناهجنا تعتمد على الترديد والحفظ والاستعداد للامتحان، وتضع التفكير جانباً.

مررت بتجارب شـخصية أخجل منها أحياناً. كنت وأنا طالب في كلية الطب

أتدرب في فترات الصيف في مستشفى أرامكو. وكانت التقارير التي تكتب عني طيبه في مجملها إلا أن هناك ملاحظة كانت تتكرر .. تلك هي أني أتقبل ما يقوله المشـــرفون عليّ في التدريب بدون نقاش. لم تتبدل هذه العادة ـ ولا أقول الطبيعة ـ إلا بعد أن عشت في ألمانيا وأمريكا ردحاً من الزمن للدراسة وأحاطتني بيئة صالحة للحوار والنقاش وعدم تقبل الأمور قضية مسلمة.

أذكر في ما أذكر أني عندما اجتزت امتحان الماجستير في أمريكا وأقبلت على مرحلة الدكتوراه ذهبت إلى أستاذي المشرف أستشيره في أمر الرسالة. أشار عليّ بأن أحصل من المكتبة على رســالة للدكتوراه سماها لي على أن أدرسها وآتيه بعد أسبوع لمناقشتها.. أمضيت طيلة الأسبوع في دراسة فاحصة ودقيقة للرسالة. عندما أتيته في نهاية الأسبوع سألني.. هل قرأتها؟ قلت نعم.

قــال إذن فلتعلم أن هذا النوع من رســائل الدكتوراه لــم يعد مقبولاً لدينا في الجامعة. قال ما قال وتشــاغل عني بأوراق بين يديه. لا تســأل عن مدى ما أصابني من إحباط وقد أمضيت أســبوعاً كاملاً من الدراســة والفحص للرســالة. ذهبت أبحث عن الســبب فوجدت أن الرسالة كانت دراسة وصفية بينما الجامعة لم تعد تقبل إلا الدراسات التحليلية. نقمت على أستاذي لحظة أن صدني، ولكني في ما بعد حمدت له ما فعل، إذ جعلني أكتشــف بنفسي ما هو مطلوب مني ولم يلقني الدرس بالملعقة.

نستطيع أن نسجل عشرات المعوقات للبحث العلمي في أمتنا العربية.. ولكن قبل أن نذهب بعيداً دعنا نضع إصبعنا على أحد الأســباب الرئيســية. ألا وهــو إدارة البحث العلمي. الإدارة كمــا نعرف جميعاً هي عنق الزجاجة في أي مشــروع. من السهل علينا أن نرصد أموالاً طائلة للبحث العلمي، وتظل المشكلة كامنة في إدارتها.

إحدى جامعاتنا رصد لها ميزانية ضخمة للبحث العلمي. والى نهاية السنة المالية لم تكن هذه الميزانية قد صرفت بعد. ليس ذلك لعلة في الباحثين وإنما

هو نتيجة للبيروقراطية الإدارية. وعندما أهلت السنة التالية رفضت وزارة المالية أن ترصد للجامعة ميزانية للبحث العلمي لعدم صرف ميزانية السنة الماضية. مدينة الملك عبدالعزيز للعلوم والتقنية عندما أنشئت كان الهدف من ورائها دعم البحوث العلمية. وتناوب على إدارتها مديرون أفاضل مجتهدون. ولكن الأمر انتهى بها إلى التضخم في منشآتها. وأصبحت مسئولة عن تنفيذ برامج البحث العلمي. ولو اقتصرت مسئولياتها على دعم البحوث العلمية في الجامعات لكان ذلك في رأي أولى.

لا أدعي أني أملك الحلول لتطوير البحث العلمي في هذه العجالة .. والذي أراه أن تجتمع نخبة من أساتذة الجامعات من مختلف التخصصات العلمية والإنسانية.. ليضعوا أهدافاً بعيدة المدى للبحث العلمي. وضوح الهدف وتحديده يجب أن يأتي قبل أي شيء آخر. ما الذي نريد أن نصل إليه بعد ٢٥ سنة من الآن؟ وليكن هذا الهدف مرتبطاً بالأهداف التنموية الأخرى الاقتصادية والاجتماعية والتعليمية التي نخطط للوصول إليها. ولتكن أهدافاً محددة قابلة للقياس. ومن ثم نوجد الوسائل لتحقيقها.

بـدون تحديد الأهداف القابلة للقياس والمرتبطة بالتنمية الاقتصادية لن نصل إلى شيء يذكر في مجال البحث العلمي.

أتيح لي أن أزور في مدينة مانشستر ببريطانيا معرضاً للمخترعات والمكتشفات عبر العصور الإسلامية. أنشأ المعرض الأستاذ الدكتور/ سليم الحسني وأسماه معرض ألف اختراع واختراع. جمع فيه كثيراً مما قدمه المسلمون للعالم من مخترعات وابتكارات كثير منها في عالم الطب والجراحة. يبرز المعرض اكتشافات الرازي في مجال الأمراض المعدية ونقضه لنظريات جالينوس التي كانت تسود العالم، وما قدمه أبو القاسم الزهراوي من أدوات جراحية مثل الخيوط الجراحية والملاقط والإبر والمشارط والمناظير، وما أحدثه

أبن الهيثم في طب وجراحة العيون، وممارسات الشيخ الرئيس أبن سيناء في الطب التجريبي واكتشافه لبعض الأمراض المعدية وابتكاره للمحجر الصحي.

لا يسعنا إلا أن نقف متسائلين .. كيف تسنى للسلف أن يكتشفوا ويخترعوا ويجددوا في حين تقاعس الخلف من بعدهم.

- ترى هل كانت حرية البحث العلمي متاحة يومها أكثر مما هي اليوم؟
- أم هي الحوافز المالية والأدبية التي كان يحظى بها الباحث يومذاك؟
- أم لأنهم كانوا يعلمون ويتعلمون ويبحثون وينشرون بلغتهم العربية لغة الأم؟
- أم هي حركة الترجمة من علوم فارس واليونان والهند التي كانت قائمة على أشدها؟
- أم هي لهذه العوامل مجتمعة؟

الأمر جدير بدراسة موثقة عله يقودنا إلى تشخيص العلة، وعلاج الداء، وتنشيط البحث العلمي في عصر تتجدد فيه العلوم والمعارف في كل يوم بل قل في كل ساعة.

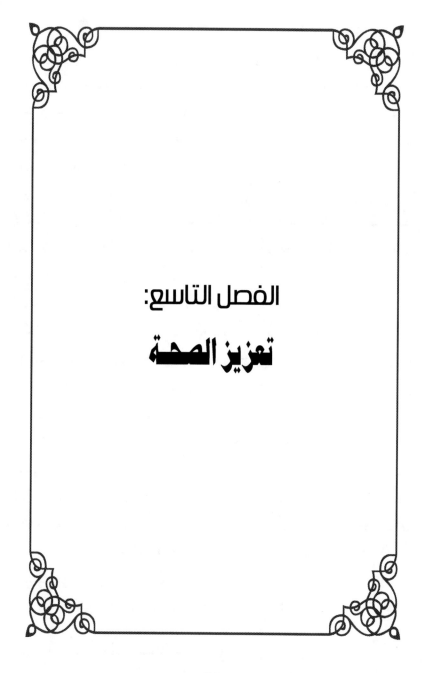

الفصل التاسع:

تعزيز الصحة

تعزيز الصحة أمر سهل ممتنع. هدفه مساعدة الناس على تبني أسلوبٍ صحيٍ في الحياة.. في مطعمهم ومشربهم ومسكنهم، في الماء الذي يشربون والهواء الذي يتنفسون، وفي عوامل البيئة المحيطة بهم . ليس ذلك فحسب وإنما أيضاً في تعاملهم مع الحياة والناس. علنا نتذكر تعريف منظمة الصحة العالمية للصحة حيث قالت: «الصحة ليست مجرد الخلو من المرض ولكنها التكامل الجسدي والنفسي والاجتماعي».

ولأني سبق أن تحدثت كثيراً في موضوع تعزيز الصحة فإني استميح القارئ عذرا في أن أنقل إليه فقرات عن تعزيز الصحة من كتابي «نحو صحة أفضل» *مع شيء من التصرف.

«الذي نستخلصه من الدراسات والبحوث الطبية أن أسلوب الحياة الذي ننتهجه في مأكلنا ومشربنا وتعاملنا مع البيئة وعلاقاتنا الاجتماعية والإنسانية، هو العامل الأساس الذي يؤثر سلباً أو إيجاباً على صحتنا الجسدية والنفسية والعقلية، ومن هنا كان تعزيز الصحة أمر سهل لأنه في متناول يد كل إنسان. وصعب لأن تغيير السلوك البشري من أكثر الأمور تعقيداً. تحول دونه معتقدات وموروثات وعادات وتقاليد وظروف بيئية. وأضرب لذلك بضعة أمثلة.

- ينتشر مرض البلهارسيا في بعض المجتمعات لأن مرضى البلهارسيا يفرزون فضلاتهم في تجمعات المياه ومجاري الأنهار. ويأتي الأصحاء فيسبحون أو يخوضون في الماء الملوث فينتقل إليهم المرض. سلوك بشري خاطئ يسهل تفاديه لو كان لدينا الثقافة الصحية الكافية.
- ينتشر في بعض المجتمعات مرض السل لأن أهل المريض يرون من العيب أن يؤخذ مريضهم إلى مصح وهم ـ كما يظنون ـ أولى بالعناية به.

* زهير أحمد السباعي. نحو صحة أفضل (١٩٨-٢٠١). جدة: سلسلة الطب والحياة ٢٠٠٣م.

- انتشــرت الكوليرا في الريف المصري في الأربعينــات من القرن الماضي لنفس السبب.. مرة أخرى سلوك بشري خاطئ.
- وما ارتفاع معدل حوادث السيارات في بلادنا إلا نتيجة أخطاء بشرية لدى السائق والسائر على قدميه على السواء.
- في الســنوات الأخيرة انتشــرت أمراض القلب والسكري وارتفاع ضغط الدم والتهاب المرارة وحصواتها واضطراب القولون. وجميعها مشاكل صحية نتجت عن الغذاء غير الصحــي، وقلة الحركة، وزيادة ضغوط الحياة. أكثرنا يعرف ذلك ومع هذا فســلوكنا غير الصحي مســتمر. ما زلنا نأكل أكثر مما نحتاج، ونستعمل السيارة والمصعد أكثر مما يجب، ونهمل الحركة والرياضة، ونستجيب لظروف الحياة بمزيد من التوتر والقلق.
- بعد محاضرة ألقيتها عن مضــار التدخين. خرجت إلى الصالة الخارجية فوجدت منســقو المحاضرة يدخنون. أخشــى أن أقــول أن محاضرتي تلك نمــوذج لبرامج التثقيف الصحــي التي تقف عند حدود تغييــر المعلومة ولا تتعداها إلى تغيير السلوك.

لــو أننــا نظرنا إلى الأمــراض لوجدنــا أن العامل الأســاس وراء حدوثها وانتشــارها ما هو إلا ســلوك بشري خاطئ. ولو أن الإنســان علم أسباب الأمــراض وعمل بما علم لتفادى أكثرها، ولعاش حياة صحيحة مديدة خالية أو تكاد من الأمراض.

لــب الموضوع هــو كيف نصمم برامــج التثقيف الصحي التــي تنتهي بتغير السلوك ولا تقف عند حد إعطاء المعلومة .. هذا هو تعزيز الصحة الذي ندعو إليه.

في العقود الثلاثة الأخيرة عقدت منظمة الصحة العالمية عدة مؤتمرات، أطلقت من خلالهــا مفهوم «تعزيز الصحة». ذكــر فيها أن **أفضل وســيلة لتطوير**

الوضـع الصحـي في المجتمع - أي مجتمع - هي أن يشـارك أفراد المجتمع فـي تخطيط البـرامج الصحيـة وتنفيذها وتقويمهـا، إذ أن ذلك أدعى إلى أن يتفاعلـوا معها ويتبنوها. مشـــاركة المجتمع فـــي الرعاية الصحية تعني ضمناً أن يكون الفرد مســئولاً عن صحته، وأن يتهيأ لحمل هذه المســئولية بكافة الوسائل. وليس أصدق من المثل السائر.. الإنسان طبيب نفسه.

الصحة قضية مشـتركة لا تتحمل مسئوليتها وزارة الصحة وحدها وإنما يشاركها في تحمل المسئولية عشرات الأجهزة الحكومية والأهليـة.

كمـــا أن الصحة ليســـت فقط هدفـــاً اجتماعياً وإنســـانياً، وإنما هي أيضاً اســـتثمار اقتصادي. فالمجتمع الذي يتمتع أفراده بمستوى جيد من الصحة الجســـدية والعقلية والنفســـية أكثر قـــدرة على الإنتاج، وهنـــاك أمثلة كثيرة لمشـــاريع صناعية أو زراعية فشـــلت نتيجة وجود وباء في منطقة المشروع، ولما قُضي على الوباء نجح المشـــروع. الأمثلة التي يمكن أن تضرب لتوضيح العلاقة بين الصحة والتنمية الاقتصادية والاجتماعية لا يحدها حصر. فكثير من المشـــاريع الإنمائية كالإسكان وإنشاء الســـدود وإزالة الغابات تنعكس نتائجها سلباً أو إيجابياً على صحة الفرد والمجتمع.

أقـــرب مثـــل يحضرني من اليابـــان. عندما خططت اليابـــان لمكافحة مرض البلهارســـيا قدرت ما يمكن أن يضفيه مشـــروع المكافحة من زيادة في قدرة الفـــرد على الإنتاج، وبالتالي على الناتج القومي. وبنت خططها لمكافة المرض على هذا الأساس. ونجح مشروع المكافحة. في الوقت الذي تعثر فيه مشروع مكافحة البلهارسيا في كثير من الدول النامية لأن القوم تصدوا له من منطلق

اجتماعي وإنساني فقط، قامت به وزارات الصحة ولم يشاركها الاهتمام نفسه الجهات المسئولة عن الاقتصاد والتنمية الاجتماعية.

بيت القصيد في حديثي هو أن أي تطوير حقيقي للصحة في أي مجتمع لا يمكن أن تقوم به وزارة الصحة إن لم يكن بينها وبين جميع الأجهزة الأخرى ذات العلاقة بالصحة تنسيق وتناغم وهدف مشترك. والأجهزة الأخرى التي أعنيها تشمل فيما تشمل وزارات المال والاقتصاد والتخطيط والتعليم والبيئة جنباً إلى جنب مع القطاع الأهلي.

في شهر مارس من عام (٢٠١٠م) عقدت الجمعية السعودية لطب الأسرة والمجتمع بالتعاون مع الأمانة العامة لمجلس وزراء الصحة لدول الخليج وجمعية تعزيز الصحة مؤتمرها الخامس بعنوان «تعزيز الصحة». شارك في المؤتمر متحدثون من داخل المملكة وخارجها. **وكانت توصيتي في المؤتمر هي أن يجمع وزراء الصحة في دول الخليج أمرهم ويرصدوا ٢٫٥٪ من ميزانية الصحة في دولهم لمشروع تعزيز الصحة.** على أن يقوم على هذا الأمر رجال ونساء أمناء أقوياء يطبقون مفاهيم تعزيز الصحة بأسلوب علمي، وأنا لهم ضامن أن لن يمر عقد من الزمان إلا وقد أرتفع مستوى الصحة في دول الخليج بما لا يقل عن ٢٥٪ نتيجة لهذا الإجراء وحده.. فهل من مستجيب؟

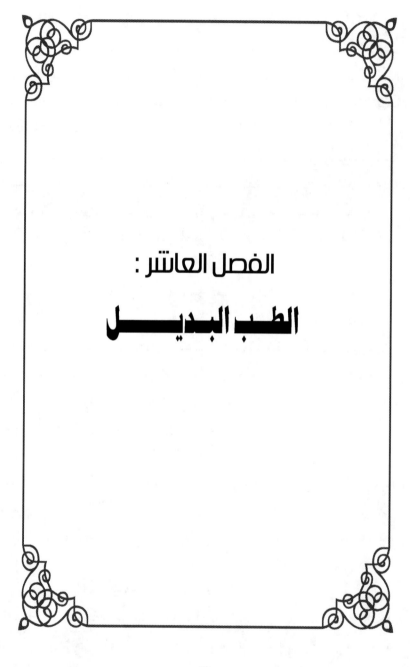

الفصل العاشر :

الطب البديـــل

في فترة الصبا كنت كثيراً ما أصاب بالتهاب اللوزتين. الأمر الذي دعا أخصائي الأنف والحنجرة في مستشفى أجياد بمكة الى أن يوصى باستئصالها أخذاً بقول العرب آخر الدواء الكي. لكن قريباً لي استمهل والدي رحمهما الله بضعة أيام ريثما نحاول علاجها عند الدكتور (السوقدانه) في زقاق الهجلة بمكة. فإن طابت وبرأت فنعما بها وإلا فالجراحة لا مناص منها.

الدكتور السـوقدانه طبيبٌ هنديٌ كان يمارس الطـب الهيموباتيك في مكة، وسـمي بالسـوقدانه لأن الدواء الذي يعطيه للمريـض حبوباً (مدردمة) في حجم حبات السوقدانه (حلوى تقدم في رمضان) مشبعة بسوائل على درجات متفاوتة مـن التركيز. أعطـاني الطبيب الدواء لمدة أسـبوع برأت بعده من التهاب اللوز لنحو عقد من الزمان.

أصيبـت والدتي رحمها الله وأنا صبي بعـد لم ابلغ الحلم بذات الرئة. وهو الاسم الشعبي الذي يطلق على التهاب الغشاء البلوري الذي يحيط بالرئتين، علاجه اليوم بالمضادات الحيوية سـهل وميسور. ولكني أتحدث عن قبل ٦٠ سنة. كنا نعاني يومها من ندرة في الطب والأطباء. ولم يكن أمام الأسرة غير «البدوي» تلجأ إليه. اسمه «اليافي» إذا لم تخني الذاكرة. كواها البدوي بضع كيات على القفص الصدري وبرؤت والدتي من المرض.

أسـتطيع أن اسـتطرد في ذكرياتي ومشـاهداتي لما كنا نمارسه من ألوان الطب الشعبي. من من أبناء جيلي لم يكو في كعبيه لعلاج الخاطر (إسهال ومغص واسـتفراغ)؟ ومن منا لم يعرف قريبـاً له أصيب بالصفارى وعولج منه بالطب الشـعبي؟ والصفارى يحتاج منا إلى وقفة لأن أمره عجيب. يأتي المريض وجلده وبياض عينيه يشـوبهما اصفـرار. التعليل العلمي لاصفرار الجلد وبيـاض العينين هو إما التهاب في الكبد، أو تكسـر في كريات الدم الحمراء، أو انسـداد في قناة الصفراء. المعالج الشعبي لا يبحث عن السبب أو بالأحرى لا يعرفه. وإنما يقرأ على المريض ما تيسر من القرآن، ويمرر على

جبينه إبرة (مخيط) يضعه بعد ذلك في وعاء (طاسـه) بها ماء. وفي صباح اليـوم الثاني تجد الماء أصبح ثقيل القوام أصفر اللون. وبعد بضعة أيام من الممارسة تقل الترسبات تدريجياً ويغدو الماء أكثر صفاءً.

طب الهيموباتيك (السـوقدانه) هو الآخر يسـتحق وقفه لأنه من أشـهر أنواع الطـب البديل. في سـالف العصر والأوان لاحظ الإنسـان أن بعض الحيوانات إذا أكلت من أعشاب معينة ظهرت عليها أعراض مرضية. وتوصل الإنسان إلى اسـتخلاص المواد الفعالة في هذه الأعشاب وأصبح يعطيها في جرعات صغيرة متدرجة للمرضى الذين تظهـر عليهم نفس الأعراض التي تظهر على الحيوانات إذا مـا أكلـت من هـذه الأعشـاب (و داوني بالتي كانت هي الـداء) فيبـرأ الإنسان من مرضه بإذن الله أو هذا ما يقوله دعاة هذا اللون من التطبيب.

من بين مشـاهداتي لألوان الطب الشعبي العلاج بالفودو في البرازيل و هو أشـبه ما يكون بالزار .يأتي المرضى في جماعات إلـى المعالج وعلى دقات الطبول يتمايلون ويدورون حول أنفسـهم إلى أن يصلوا إلى مرحلة (ألجدبه) وقد ينتهون إلى الإغماء. ويزعم المعالجون أن في هذا تطهير لأجساد المصابين من الأرواح الشريرة. و في قبائل الهنود الحمر لا يؤمن أحدهم بالطبيب في عيادته أو مستشفاه مثل إيمانه بالمعالج الشعبي (Shaman).

كنت اجري دراسـة ميدانيـة عن الوضع الصحي للأطفال في تربه. لا أنسـى آثار الكي على أجسـام أطفال دون الثالثة من العمر. يكوون بغرض علاجهم مـن أمراض الطفولة! مـن الكيات ما هو على الرأس أو على الصدر أو على الظهر ومنها ما يكوى به العضو التناسلي للأطفال الذكور. عددت منها ذات مرة ٣٢ كية. قد يؤدي بعضها إلى التقرحات والالتصاقات والتشوهات. وكم شـاهدنا حالات لجأ فيها المرضى إلى المشعوذين من الأطباء الشعبيين مما حرمهم من فرصتهم للعلاج الطبي وأدى إلى مضاعفات خطيرة.

السؤال الذي كثيراً ما يطرح ما هو الطب البديل؟

الطـب البديل. هـو أي نوع من التطبيـب غير ما يدرس فـي كليات الطب المعروفـة. يدخل تحت مظلته العـلاج بالرقية والإعشـاب والكي والحجامة والوخز بالإبر(Acupuncture) والهيموباتيـك (Homeopathic) والأرفيدو (Ayurveda) والعـلاج بالمـاء (Hydrotherapy) وتقـويم العمـود الفقري (Chiropractic) وتقـويم العظـام (Osteopathy) والمعالجـة بالطبيعـة (Naturopathy) والعـلاج بالتغذية الاسـترجاعية الحيوية (Biofeedback) وبالتنويم المغناطيسـي (Hypnosis) وبالتدليك (Massage Therapy) وغير هذا وذاك مما لا يحصى عده يمارس في مشـارق الأرض ومغاربها. وعادة ما يلجـأ الناس إلى الطـب البديل إما لإيمان به وبمفعولـه، أو لعدم توفر العلاج الطبـي المعروف، أو بعد يأس من الطب و الأطباء، أو لهذه الأسباب مجتمعة. لا أملك دليلاً على نجاح العلاج بالطب الشـعبي أو فشله. ولكني أنقل صوراً للطب الشعبي كما عشتها أو رأيتها أو قرأت عنها. الطب الشعبي له جوانب إيجابية وأخرى سـلبية.. وجدير به أن يدرس دراسة علمية موثقة يستخلص منه الايجابيات وتترك السلبيات جانباً.

منظمة الصحة العالمية تشجع على دراسة الطب البديل لاستخلاص الجوانب الإيجابيـة منه و نبذ الجوانب السـلبية. و خطت فـي هذا الاتجاه الصين و بعض دول أمريكا الجنوبية خطـوات ملموسة. في الصين مساحة صيدلية المستشفى تعـادل أضعاف مساحة الصيدلية في مستشفياتنا. أغلب الأدوية فيها من الأعشاب ومستخلصاتها.

الطـب البديل لا شـك أن في بعـض صنوفه فوائد. وفي كثيـر منه تتداخل الشعوذة مع الحقيقة فلا يكاد يبين أحدهما من الآخر. وعلى ذلك نرجـو أن تهتم وزارة الصحة و الجامعات بدراسة الطب البديل والتعرف على الجوانب المضيئة فيه وتنقيته من الشوائب.

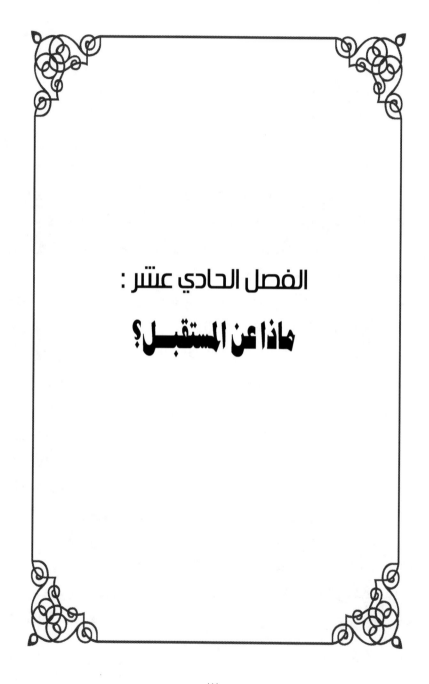

الفصل الحادي عشر :

ماذا عن المستقبـل؟

مقدمة: *

يمر العالم بمتغيرات ســريعة في جميع مناحي الحياة وعلى رأسـها الرعاية الصحية. كما أن الرعاية الصحية تأتي من حيث حجم الإنفاق عليها في كثير من الدول في المرتبة الثانية بعد الأمن القومي.

استعرض فيمـا يلي بعض المتغيـرات التي من المقدر أن تشـهدها المملكة العربية السعودية في القرن الحادي و العشرين.

• تتميـز المملكة بواحـد من أعلى معدلات النمو السـكاني في العالم. ومن المقدر أن يتضاعف عدد سكان المملكة في غضون ثلاثة عقود.

• ســوف تزداد نسـبة كبار السـن ممن هم فوق السـتين نتيجة المتغيرات الاجتماعيـة والاقتصاديـة والصحية. مما يعني إضافـة أعبـاء جديدة على ميزانيـة الصحة . إذ تبلـغ تكلفـة الرعايـة الصحيـة للشـيوخ أضعـاف تكلفتها بين الأطفال ومتوسطي العمر.

• معدل الزيادة في تكلفـة الرعاية الصحية يتجاوز معدل الزيادة في الدخل القومي لأي مجتمع بما في ذلك المملكة، وذلك نتيجة للتطور المستمر والمتصاعد في تكاليف التقنية الطبية مع زيادة الطلب على الرعاية الصحية.

• ارتفعت في السنوات الأخيرة على مستوى العالم معدلات الإصابة بالأمراض المزمنة وأمراض الشيخوخة. كما عادت للظهور أمراض كانت إلى عهد قريب تحت السيطرة مثل الدرن والحمى الروماتيزمية، مما يعني مزيداً من تكاليف العلاج. ونحن في مجتمعاتنا العربية ماضون في نفس الاتجاه العالمي.

• ســوف يفتح الطب الاتصالي وتقنية المعلومات مجالاً خصباً لا حدود له للتواصل بين المستشـفيات والمراكز الصحية من جانب والمرضى في منازلهم من جانب آخر. فالطبيب في مستشفاه يمكنه أن يتابع حالة مريضه الصحية

* زهير أحمد السباعي. نحو صحة أفضل (ص٢٠٢-٢٠٤). جدة: سلسلة الطب والحياة ٢٠٠٣م

وهـــو في بيتـــه. كما يمكنه الإطـــلاع على التقاريـــر الطبية لمرضاه القادمين من أي مستشفى أو مركز صحي آخر عن طريق الانترنيت أو بواســطة بطاقة في حجم بطاقة الائتمان مسجل عليها المعلومات الشــخصية و الطبية للمريض بما في ذلك نتائج التصوير الإشعاعي والتحاليل المخبرية.

منظمة الصحة العالمية تدعو إلى تبنى استراتيجيات صحية يأتي على رأسها:

● هدف الرعاية الصحية يجب أن يكون المــحافظة على الصحة والوقاية من الأمـــراض وليس فقط علاج الأمراض بعد حدوثها.

● تشـــجيع القطاع الخاص على المشاركة الفعالة في القطاع الصحي مع تنظيمه ومراقبته و توجيهه. على أن تتفرغ وزارات الصحة لوضع السياسات العليا للصحة، وتدريب القوى البشرية والوقاية من الأمراض.

● إشـــراك أفراد المجتمـــع في صنـــع القرار و تنفيذه و متابعته. مما يحتم اللامركزية في الإدارة.

ماذا عن المستقبل؟:

المملكة بإمكاناتها البشرية والمادية واستقرارها السياسي والاقتصادي والأمني يمكـــن أن تكون نموذجاً يحتذى للرعايـــة الصحيـــة المبنية على البراهيـــن Evidence Based Medicine ومعناه أن الرعاية الصحية الشاملة (العلاجية والوقائية والتطويرية) يجب أن تبنى على أساس الإحصائيات الموثقة والتخطيط المستقبلي بعيد المدى. المملكة بحمد الله لا ينقصها المال أو التوجه السياسي الحكيـــم الذي يريـــد لبلادنا أن تكون في مقدمـــة الأمم. ولا ينقصها الإدارة التنفيذية المخلصة والأمينة . كل ما نحتاجه هو التخطيط العلمي للاستفادة من الإمكانات المتوفـــرة من أجل الوصول إلى أهداف واضحة ومحددة. **في الصفحات التالية ســأحاول أن ألخص رؤيتي الشـخصية لمسيرة التطوير**

الصحي في المملكة. سأضعها على هيئة نقاط محدودة. وهي رؤية قابلة للنقاش والتعديل.

• الصحة مسئولية مشتركة بين وزارة الصحة وقطاعات حكومية وأهلية أخرى. أو كما قالت منظمة الصحة العالمية « الصحة يجب أن تكون على أجندة كل مسئول».

• الصحة عنصر أساس في التنمية الاقتصادية والاجتماعية. وليست مجرد هدف اجتماعي وإنساني نسعى إليه.

• يجب أن يحظى كل فرد في الأمة بالقدر الكافي من الرعاية الصحية مما يتيح له حياة صحية سليمة ومنتجة.

• مشاركة أفراد من المجتمع في تخطيط وتنفيذ برامج الرعاية الصحية أدعى لأن يتحمل الناس مسؤولياتهم حيال صحتهم، وأن يصبحوا أكثر استعداداً للحفاظ عليها وتطويرها.

• لابد من وضع خطة بعيدة المدى للرعاية الصحية ولتكن لمدة ٢٥ سنه، وهي الفترة التي يتضاعف فيها عدد السكان أو يكاد، كما أنها الفترة الملائمة لإعداد القوى البشرية العاملة في القطاع الصحي (تدريب الطبيب قد يستغرق ١٠ سنوات أو يزيد). وعلى ضوء الخطة بعيدة المدى تصاغ الخطط الخمسية.

• الخطط الصحية الخمسية التي تصاغ حالياً بالتعاون بين وزارتي الصحة والتخطيط لا شك في أنها تبذل في إعدادها جهود لا يستهان بها. أعرف هذا عن قرب لأنه كان لي شرف المشاركة في إعداد الخطة الخمسية الأولى في عام ١٩٧٠. ولكني أعترف هنا بأنه لا الخطة الأولى ولا الخطط التي تلتها حتى اليوم ارتبطت ارتباطاً وثيقاً بالميزانية.

• قد يكون هناك بعض العذر للتجارب الأولى في إعداد الخطة الخمسية. ولكننا وقد وصلنا إلى الخطة التاسعة، آن الأوان لإعداد الخطط الصحية

القادمـة مرتبطة بالميزانية. ليس هذا رأيي وحدي ولكنه رأي كثير ممن أعرف وبخاصة أعضاء مجلس الشـورى يوم كنت معهم نناقش الخطط الخمسيـة التـي تأتينا مـن مختلف الوزارات. كنا نؤكد على ضـرورة ارتباط أي خطة خمسيه بميزانية واضحة المعالم.

• أي خطة صحية يجب أن تبنى على إحصائيـات موثقة وبخاصة الإحصائيات الحيوية (معدلات الأمراض والوفيات) التي تصاغ على أساسها الأهداف. ولنتذكر دائماً أن الإحصاءات التي تحدثنا عن عدد الأطباء والمرضين والمستشفيات والأسرة وغيرها على الرغم من أهميتها فإنها تعبر عن الوسائل أكثر مما تعبر عن الأهداف الحقيقية التي يمكن أن تبنى عليها خطط إستراتيجية.

• ما لدينا من إحصاءات حيوية، بالرغم من عدم اكتمالها، إلا أنها تكفى لكي نبدأ بها في صياغة خطة بعيدة المدى (٢٥ سـنة على الأقل). على أن نعمل جاهدين لاستكمال الإحصاءات الحيوية كما وكيف.

• مـن أجل إعداد خطـة بعيدة المدى. نحتاج إلى بضعة نفر من الخبراء والاختصاصيين يتوفرون على إعدادها. يسألون أنفسهم ماذا نريد للوضع الصحي أن يكون في المملكة بعد ٢٥ سنة أو نحوها. الهدف هو أن يتوفر لكل فرد في الأمة رعاية صحية أساسية كافية. وأن نرتفع بالمعايير الصحية إلى مستوى مرموق بين الأمم. يجب أن يحدد هذا المستوى بالأرقام وإلا صعب القياس، وصعبت المتابعة والتقييم. مع ضرورة ربط خطة التنمية الصحية بعيدة المدى بخطط التنمية الاجتماعية والاقتصادية.

• يتكون من هذا النفر من الخبراء والاستشاريين مجلس أعلى للرعاية الصحية يرأسـه معالـي وزير الصحة ، ويرتبط بخادم الحرمين الشـريفين أو أحد سـمو نائبيه. ليسـتمد من هذا الارتباط قوة في التخطيط والتنفيذ. ولنتذكر دائماً أن الصحة في كثير من الأمم تأتي في أهميتها مباشـرة بعد الأمن القومي.

● علينـا أن نختار اللامركزية أسلوباً في الإدارة، بما في ذلك إعطاء كل مديرية شئون صحيـة ميزانيـة خاصـة بها، وإعطاء مدير الشئون الصحيـة في كل منطقـة صلاحيـات واسـعة تتيـح لـه الحركة والإبداع، ومن ثم يحاسب على النتائج.

● علـى مدير الشـئون الصحية بـدوره أن يعطى صلاحيـات كافية لمدراء المستشـفيات والمراكز الصحيـة تتيح لهم الحركة والإبداع كيما يحققوا أهدافهم، ويحاسبوا على النتائج.

بـدون اللامركزية المدروسـة والموجهـة والمقترنـة بالمتابعة والمساءلة من الصعوبة بمكان أن نحقق آمالنا في الارتفاع بمستوى الرعاية الصحية.

وفي النهاية لا أقول إلا كما قال الشافعي رحمه الله.. رأيي صواب يحتمل الخطأ. ورأي الآخر خطأ يحتمل الصواب.

أما وقد تحدثنا عن الركائز التي يجب أن تبنى عليها النظرة المستقبلية للصحة، فما زال أمامنا بضعة أمور يجب أن نحرص عليها مثل:

- صياغة الأهداف المحددة والقابلة للقياس، ووضع الجدول الزمني، وتحديد الأولويات والبدائل.
- وضع معايير الجودة التي على هداها يسير التنفيـذ.
- وضـع نظـام للمتابعـة والمحاسـبة الماليـة والإداريـة، ونظـام للمكافـآت والجزاءات.
- تدريـب القـوى البشـرية في مجالات التخطيـط والمتابعـة والتقويم ومعايير الجودة.

كل ما سـبق يجب أن يشـارك في صياغته ممثلون للجهات المعنية، على أن تصدر به نظم ولوائح يعتمدها المجلس الأعلى للتخطيط الصحي.

أكتفـي بمـا قلت.. وقـد لا يكون فيه جديـد. فكثير منه - إن لـم يكن كله

– معـــروف لدينا ونردده ولكن الــذي نحتاج إليه هو العمـل المتكامل الذي يبدأ بالإحصــاءات الموثقة، مروراً بالتخطيط العلمي واللامركزية في التنفيذ، وانتهاءاً بالمتابعـة والتقييم والمحاسبـة.

قبـل أن أنهي هذا الفصـل.. أتطلع إلى أن نبدأ تطبيـق التخطيط والتنفيذ العلمي السـليم للرعاية الصحية على أرض الواقع في محافظة واحدة، نثبت لأنفسنا من خلالها أننا قادرون على التخطيط والتنفيذ العلمي السليم للرعاية الصحيـة. ومنها ننطلق لتطبيق الفكرة في مناطـق أخرى بالمملكة. ولو أني خيرت فإني سأختار محافظة تربه (١٨٠ كيلو شرقي مدينة الطائف).

في الفصل التالي سـوف أكمل حديثي عـن تخطيط الرعايـة الصحية على مستوى المحافظة.. محافظة تربة.

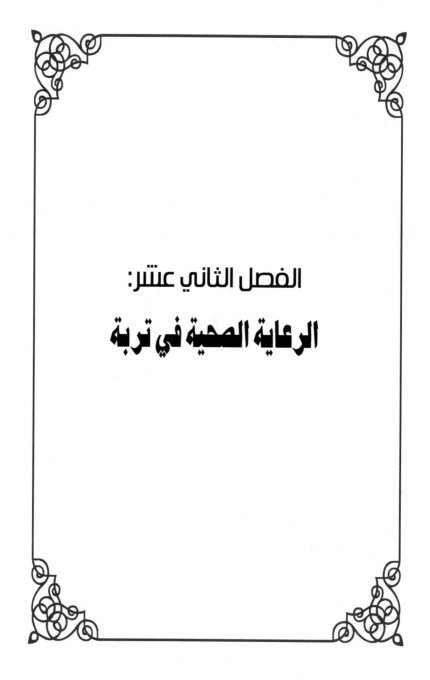

الفصل الثاني عشر:

الرعاية الصحية في تربة

تبعد محافظة تربه نحوا من ١٨٠ كيلومتراً شـــرقي مدينة الطائف على الحدود بين الحجاز ونجد. تتكون المحافظة من مدينة تربه ومجموعة من القرى والهجر تحيط بها (الخريطة في صفحتي ١٠٠ و١١٣). و يبلغ عدد ســكانها نحواً من ٥٠,٠٠٠ نســمه. تتبع محافظــة تربة إداريا منطقة مكــة المكرمة. من أبرز معالمها جبل حضن، ومن هنا جاء القول السائر.. من رأى حضناً فقد أنجد. ينحدر ســكان تربه من عدد من القبائل أكبرهــا قبيلة البقوم بفخذيها وازع ومحاميد. الى جانب الأشــراف والدواســر وغيرهم. ولتربــه مكان بارز في تاريخنا الحديث إذ التقت فيها جيوش الســلطان عبدالعزيز والشريف حسين بــن علي في موقعة فاصلة فــي عام ١٣٣٧هــ، (١٩١٩م) هزم فيها جيش الشريف حســين بقيادة إبنه الشــريف عبد الله بن الحسين، ومنها انطلقت جيوش السلطان عبدالعزيز إلى بقية مدن الحجاز، ثم تلى ذلك توحيد المملكة تحت أسم مؤسسها المغفور له الملك عبدالعزيز بن عبد الرحمن آل سعود.

أول زيــارة لي إلى تربه كانت في عام ١٩٦٧ ميلادية. كنت قد حصلت يومها على الماجســتير في الصحة العامة من جامعة جونز هوبكنز بأمريكا وبدأت مرحلة التحضير لرســالة الدكتوراه. ولأن دراســتي كانت في قسم الصحة الدولية بالكلية، ومن شروط القسم أن يجرى البحث الميداني للدكتوراه في بلد نام خارج أمريكا فقد عرضت على الكلية أن تمول بحثي الميداني في بلد فيه للكلية مشاريع بحثيه مثل بيرو أو الهند أو أفغانستان، وأصررت من جانبي على أن أجري بحثي الميداني في بلدي. وبعد لأي وافقت الجامعة على رغبتي شــريطة أن تتكفل المملكة بمصاريف البحث بما في ذلك استضافة أستاذين للإشــراف على بحثي فــي المملكة , وتوفير فريق من المســاعدين الصحيين ووســائل للسفر والإقامة. و لم يكن لها بعد الله إلا الشيخ حسن آل الشيخ رحمه الله وزير المعارف ووزير الصحة بالإنابة، الذي وافق على جميع شروط

جامعتي بالرغم من اعتراض بعض من حماة المال والإدارة الذين اكتشـفوا أن بحثـي الميداني للدكتوراه - وكان الأول الذي يجرى في المملكة - سـيفتح الباب لباحثين آخرين مما سيكلف المملكة من أمرها شططا.. عجبي!

غادرت أمريكا إلى المملكة لأخذ موافقة الوزارة على إجراء البحث والاستجابة لشـروط الجامعة، ولأجري زيارة اسـتطلاعية لاختيار موقع البحث. وكانت فكرة البحث قد تبلورت: دراسة مقارنة لصحة الأطفال ومؤثراتها البيئية في ثلاثة مجتمعات، القرية، والهجرة، والبادية.

تنقلت بين أواسـط المملكة وأطرافها في محاولة للعثور على مكان مناسـب للبحـث تتجاور فيه المجتمعات الثلاثة. في نهاية المطاف وأنا في زيارة لمعالي الشيخ عبد الرحمن أبا الخيل وزير الشئون الاجتماعية آنذاك وجدت ضالتي. أرشـدني معاليه إلى تربه حيـث تجتمع القرية والهجـرة والبادية. وأضاف مشـكوراً أن مركز التنمية الاجتماعية في تربـة يمكن أن يكون مقراً للبحث ومقاماً لأسرتي ولفريق البحث.

هديـة جـاءتني من السـمـاء. كيـف لا وراتبي الـذي أتقـاضاه من وزارة المعـارف لا يزيد عن ألف ريال في الشهر. قد يكفيني وزوجتي وابنتنا سحر ذات الثلاثة أعوام للأكل والشـرب ولا شـيء وراء ذلك من متطلبات الحياة. وهاهـو الوزير يعرض عليَ سـكناً مجاناً في مركز التنميـة. المبنى الوحيد بالاسمنت المسلح في تربه إلى جانب مقر الأمارة. زودني الشيخ عبد الرحمن أبا الخيل بخطاب إلى مدير مركز التنمية آنذاك نعيم نمكاني رحمه الله. كم تمنيت لو أني احتفظت بصورة من الخطاب، فقد كان انعكاسـاً لشـخصية الرجل الكبير عبد الرحمن أبا الخيل.

بدأت مسـيرة البحث الميداني الذي استغرق ثلاثة شهور. رافقني في البحث فريق من ١٥ شـخصا ما بين ذكور وإناث من بينهم زوجتي. من شـاء أن يعرف المزيد عن ما صادفنا في عملية البحث من مصاعب ومشاق، وما خالج

مشاعرنا من أفراح وأتراح فليعد إلى كتابي «أيام من حياتي»*

بفضل من الله أكملت الدراسة، وجمعت أوراق البحث وملفاته في ثلاثة صناديق (كوابر) شحنتها إلى مدينة بلتمور مقر إقامتي في أمريكا. وبالاستعانة بالكمبيوتر الذي كان يملأ فراغ حجرة قمت بتحليل المعلومات وكتابة الرسالة. ومن الله عليَ بفضله. اجتزت امتحاناتي وحصلت على شهادة الدكتوراه.

بعـد أن عدت من بعثتي إلى المملكة في عـام ١٩٦٩ تتابعت الأعوام. تنقلت فيها بين وزارة الصحة، وجامعة الملك سـعود (جامعة الرياض آنذاك)، قبل أن أفرغ في عام ١٩٨١ لتأليف كتاب أصف فيه تجربتي في تربه. وكان لابد لـي وأنا في صدد تأليف كتابي ذاك من أن أزور تربه لبضعة أيام لأشـاهد عـن قرب ما تغير فيها وتبدل. صدر الكتاب أول ما صدر باللغة الانجليزية، تحدثت فيه عن تجربتي في تربه في عام ١٩٦٧م.

وأضفـت فصلاً عن تربه كما وجدتها في عـام ١٩٨١، وفصلاً أخر عن الرعاية الصحية في تربه كما تصورتها في عام ١٩٩٠. ثم ترجم الكتاب إلى اللغة العربية في عام ١٩٨٣ برعاية سمو الأمير طلال بن عبدالعزيز ونشرته تهامة **

واليـوم وأنا مزمع على أن أسـطر فصلاً عن الرعايـة الصحية في تربه في كتابي هذا الذي بين يديك، ما كان لي أن أفعل بدون أن أزور تربه مرة أخرى لأرى ماذا فعلت بها الأيام.

في الصفحات التالية سـأقص عليك قصة تربه والرعاية الصحية فيها.. تربه فـي ماضيها (عامـي ١٩٦٧ و١٩٨١)، وتربه في حاضرهـا (عام ٢٠١٠)، وتربه في مستقبلها كما أراها أو بالأحرى كما أتمنى أن أراها بعد ربع قرن من اليوم (عام ٢٠٣٥). ما سـأحدثك به هنا ستجد نبذاً منه في كتبي التي أشرت إليها أنفاً. أما إذا مللت حديثي فلك أن تترك هذه الصفحات جانباً.

---

* زهير أحمد السباعي. أيام من حياتي. مكتبة العبيكان ٢٠٠٣م.

** زهير أحمد السباعي . صحة الأسرة: دراسة عن الصحة في تربه البقوم. الكتاب العربي السعودي. تهامة ١٩٨٣م.

تربه في الماضي*

في صيف عام ١٩٨١م أجريت دراســـتي الميدانية للدكتوراه في تربه. عشت فيها أنا و زوجتي وابنتي مع فريق العمل ثلاثة شهور. ربطتني معهم أواصر المودة والتآلف والهدف المشترك والعمل الجاد. كنا نعمل أسبوعين متواصلين ثم نقضي أجازة قصيــرة لمدة يومين بعضنا في الطائف والبعض الآخر في جده للاســـتجمام ولمن يرغب أن يــزور أهله، وفي هذين اليومين كنت أنهي متطلبات البحث الإدارية في الدوائر الحكومية في الطائف. وعندما أستكمل البحث وعاد كل منا الى قواعده، كان يجمعنا إحســـاس غامر بأننا أنجزنا شيئا، وفي الوقت نفسه سنفتقد الصحبة الطيبة والعمل الجماعي.

هل أستطيع أن أنسى فاطمة جمعان الممرضة السعودية التي كانت تعمل في مستشـــفى الملك عبدالعزيز بمكة، وعندما تسامعت بأن طبيبا سعوديا يبحث عـــن ممرضة تنضم إلى فريق البحث في تربه تطوعت بأريحية للانضمام إلى فريق البحث.

هل أســـتطيع أن أنسى السيدة شاميه شـــامي الباحثة الاجتماعية السورية التي انتدبت للعمل معنا للعمل شهراً عادت بعده إلى جدة. ثم فوجئنا بها بعد يومين تعود إلينا قائلة لن أترككم تعملون ليل نهار في تربه وأنا وراء مكتبي في جدة في غرفة مكيفة.

هل أنســـى زوجتي ومرافقاتها وهن يتنقلن في حوض الســـيارة الونيت بين مضارب البادية في قيظ الظهيرة من شـــهر أغســـطس، يملأن اســـتمارات البحث عن الأوضاع الصحية والمعيشية للأسر؟

هل أستطيع أن أنسى الصداقات التي ربطتني بأهالي تربه , وما غمرونا به من أريحية وكرم خففا عنا كثيراً من معاناة البحث؟

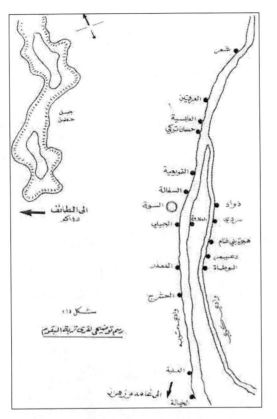

خريطة تربة كما رسمتها في عام ١٩٦٧هـ

فـي عـام ١٩٦٧م كان في تربه مركز صحي واحـد يعمل فيه طبيب وثلاثة
فنيين صحيين. وكانت المشاكل الصحية يومها مختلفة عما نراه اليوم. أغلبها
أمراض متنقلة، ترجع في معظمها الى تدني مستوى المعيشـة وسوء التغذية
وانعـدام الوعي الصحي. وكانت الإمكانـات في تربة محدودة بكل ما تحمل
هذه الكلمة من معنى. ما زلت أذكر كيف كنت أبحث عن خريطة لتربة تريني
مواقع القرى والهجر على امتداد وادي تربة فلم أجـد. وكان أن جلست
الى بعض شـيوخ تربة أسألهم عن تربة ويجيبـون، وما انتهت الجلسـة
إلا وأمامنا رسم كروكي يوضح معالم تربة.

لا أريد أن أستطرد فالذكريات كثيرة، ولمن شاء أن يعرف المزيد عن كيف كانت تربة يومذاك يستطيع أن يعود الى ما كتبته عنها في كتابي «أيام من حياتي». سنترك جانبا تربه في عام ١٩٦٧ فقد بعد العهد بها. ولنركز حديثنا عن تربه في عام ١٩٨١م يوم أن عدت اليها لبضعة أيام من أجل أن أكتب فصلا في كتابي صحة الأسرة.. دراسة عن الصحة في تربة. لم أكن أتوقع التغيير الذي شاهدته. هذه ليست تربه التي عرفتها قبل ١٤ عاما. قرية السوق تحولت إلى مدينة صغيرة. بيوت الطين حلت محلها مبان حديثة من الأسمنت المسلح تضاعف عددها مرات عن ذى قبل، الأزقة الضيقة الترابية تحولت إلى شوارع معبدة، والدكاكين العشر المتناثرة تطورت إلى سوق حديثة. انتشرت الكهرباء والتلفون. أما التلفزيون فقد كاد أن يكون من معالم كل بيت.

لمس التغيير «الهجر» فيما لمس، اتسعت مساحاتها واتصلت ببعضها البعض بطرق معبدة وأصبحت أقرب إلى القرى الصغيرة منها إلى الهجر. وتحولت أكثر بيوت الطين والعشاش فيها إلى بيوت من الأسمنت المسلح. أما التغير الذي يثير الدهشة حقاً فهو ما طرأ على البادية، فالأسرة البدوية بالرغم من أنها ما زالت تسكن في بيت من الشعر إلا أن نصيبها من الغزو الحضاري لم يكن بالهين أو اليسير، فالمرأة أصبحت تستعمل موقد البوتاغاز في إعداد الطعام، وأصبح بيت الشعر لا يخلو من سيارة «وانيت» تقف بجانبه، والبدوية تكاد تكون المرأة الوحيدة التي تسوق السيارة في بلادنا! أصبح البدوي لا ينتقل إلى حيث الماء وإنما يحضره بسيارته إلى حيث يقيم، كما أصبح يحمل أغنامه إلى السوق في شاحنة «مرسيدس بنز»، وهو في كل هذا أضحى أقرب إلى الاستقرار منه إلى الارتحال، أصبح يجمع بين الحسنيين: رومانسية البادية، ورفاهية الحاضرة.

تضاعف دخل الأسرة في تربة عدة مرات في خلال السنوات العشر الأخيرة وأصبح للأسرة عدة مصادر للدخل من بينها الزراعة والتجارة والعمل

الوظيفي والرعي بالإضافة إلى الضمان الاجتماعي، وفي الوقت نفسه أسهم بنك التنمية العقاري في دفع عجلة النمو والتطور، ففي خلال بضع سنوات شيد في تربة أكثر من ٢٥٠٠ بيتاً من الأسمنت المسلح ومن المتوقع أن يشاد مثلها في خلال السنتين القادمتين.

عوامل أخرى أسهمت أيضاً في النمو الاقتصادي في تربة. منها تزفيت الطريق بين تربة والطائف، ودخول الكهرباء والتليفون إلى السوق، وهطول الأمطار في السنتين الأخيرتين بعد جفاف أمتد لسنوات طويلة. ومع النمو الاقتصادي نما التعليم، فبعد أن كان هناك أربع مدارس للأولاد ومدرسة واحدة للبنات في عام ١٩٦٧ هـ أصبح يوجد ١٧ مدرسة للأولاد وثلاث مدارس للبنات وأخرى غيرها تحت الإنشاء.

لمس التغيير فيما لمس أسلوب المعيشة والغذاء، فمع أن الأرز والخبز مازالا هما الغذاء الأساس إلا أن العائلة أصبحت قادرة على شراء اللحم أكثر من مرة في الأسبوع بعد أن كانت تشتريه مرة أو مرتين في الشهر قبل عشر سنوات، ما أدراك ما اللحم؟ إنه إكسير الحياة.. يعطى القوة والحيوية الدافقة!! «لولا اللحم كان العرب كلهم مرضانين»، هذا ما يقوله شيوخ تربه. أما البيض والدواجن والخضروات، فبالرغم من وجودها في الأسواق إلا أنها غير مألوفة بعد وما زالت قيمتها الغذائية مجهولة!

السؤال الذي يطرح نفسه. إلى أى مدى أسهم المركز الصحي في تطوير الوضع الصحي لسكان تربة في فترة الخمس عشرة سنة الأخيرة (١٩٦٧-١٩٨١)؟

من الواضح للعيان أن تحسناً ملموسا طرأ على مستوى الصحة العامة في تربة. هذا التحسن يرجع في تقديري إلى التطور الاقتصادي والاجتماعي الذي تسارعت خطاه في تربه شأنها شأن بقية مدن وقرى المملكة نتيجة للطفرة الاقتصادية التي حدثت في المملكة في منتصف السبعينات الميلادية، أكثر

مما هو نتيجة للرعاية الصحية. فبالرغم من أن الرعاية الصحية تضاعفت في حجمها عن ذى قبل، إلا أن نشاط المراكز الصحية في عام ١٩٨١ مازال كما كان في عام ١٩٦٧م يكاد يقتصر على صرف العلاج للمرضى الذين يرتادونها. أما الوقاية والتطوير ومشاركة المجتمع وإصحاح البيئة والتثقيف الصحي فحظها محدود إن وجد. الفرق الوحيد يكاد يكون في التطعيم ضد أمراض الطفولة. فقد زادت نسبة الأطفال المطعمين ضد الأمراض بشكل ملحوظ والفضل في هذا يرجع إلى قرار الدولة بأن لا يسجل الطفل في المدرسة إلا إذا تلقى التطعيم ضد أمراض الطفولة.

فيما يلي سوف استعرض خدمات المركز الصحي في مدينة تربة (السوق) في عام ١٩٨١ بشقيها العلاجي والوقائي. وأنا هنا حريص على أن أناقش الأمر بما تتطلبه الأمانة العلمية، وإلا فلن يكون لدينا فرصة للإصلاح.

(أ) الخدمات العلاجية:

في عام ١٩٨١ بلغ عدد سكان تربة نحواً من ٤٠,٠٠٠ نسمة، (أعداد السكان تقديرية وليست مبنية على إحصاء دقيق) تتوفر لهم الرعاية الصحية من خلال ثلاثة مراكز صحية يعمل فيها مجتمعة خمسة أطباء عامين وطبيب أسنان و١٦ مساعداً صحياً، أي بمعدل طبيب بشري واحد لكل ٩٠٠٠ نسمة، وطبيب أسنان لكل ٤٥,٠٠٠ نسمة (مقارنة بالمعدل في المملكة آنذاك طبيب بشري لكل ١٤٥٠ نسمة، وطبيب أسنان لكل ٢٦,٠٠٠ نسمة)، ومن بين ٢٢ شخصاً يعملون في المراكز الصحية الثلاثة يوجد ٤ سعوديين فقط. زار المركز الصحي في مدينة تربة خلال أسبوع ١٧٨٧ مريضاً أي بمعدل ٣٢٥ مريضاً في اليوم (١٠٨ مريض للطبيب الواحد). **حسبنا الوقت الذي يمضيه الطبيب في فحص وعلاج المريض الواحد، فوجدناه دقيقة وثانية في المتوسط.** في هذه الفترة القصيرة يسمع الطبيب شكوى المريض ويضع يده على رسغه، وقد يضع السماعة على

صدره، ويسجل في دفتر أمامه أسم المريض وسنه وتشخيص المرض، ثم يسطر على ورقة أمامه العلاج ويعطى الوصفة للمريض.

لم نر مريضاً يفحص فحصاً كافياً، إذ لا يوجد في غرفة الطبيب سرير للكشف، أو جهاز لقياس الضغط أو ترمومتر لقياس الحرارة! يستعين الطبيب في عمله ببعض الفحوصات المعملية والإشعاعية إلا أن الإمكانات الموجودة لا تستعمل بقدر كاف، فمن بين ٣٢٥ مريضاً يرتادون المركز الصحي في اليوم الواحد، يفحص منهم معملياً ٨ مرضى وإشعاعياً ١٢ مريضاً فقط.

يعتمد الطبيب في تشخيصه للمرضى على انطباعاته، فهو كما رأينا لا يملك من الوقت ولا من أدوات الفحص الطبي أو المعملي أو الإشعاعي ما يمكنه من الوصول إلى تشخيص مبني على أسس علمية، والطبيب يسجل التشخيص الذي وصل إليه تبعاً للعضو المصاب في الجسم. وهي طريقة غير علمية لا تساعد على التعرف على طبيعة الأمراض في المنطقة.

تشكل الفيتامينات والمسكنات والمضادات الحيوية معاً حوالي ٧٤٪ من مجموع الدواء الذي يصرف، وهو أمر ليس له مبرر علمي. كما نجد أن الأدوية ذات التأثير العام مثل مستخلصات الكورتيزون والهرمونات (وأغلبها هرمون التستسترون يصرف للرجال المسنين لإعطائهم مزيداً من الحيوية!!) تصرف أكثر مما تصرف الأدوية المتخصصة مثل الأدوية المضادة للبول السكري وارتفاع الضغط. أما المضادات الحيوية مثل البنسلين وأبناء عمومته فتعطى للمرضى في كثير من الأحيان دون مبرر علمي وفي جرعات صغيرة لا تكفي لعلاج المريض، بل قد تؤدي إلى إكساب الجراثيم نوعاً من المقاومة.

أكثر المرضى يفضلون الحقن على غيرها من أصناف الدواء. فهي في تقديرهم «تذهب مباشرة إلى الدم» ويأتي في المرتبة الأولى منها الحقن الملونة وحقن الكالسيوم التي تعطى إحساساً بالدفء. والطبيب لا يستطيع أن يرفض دائماً طلب المريض وإلا تعرض لعدم رضاء الجمهور.

يعالج طبيب الأســنان في المتوسط ١٧ مريضاً في اليوم، وعلى مدى أسبوع تردد على المركز الصحي ٩٤ مريضاً يشــكون من أسنانهم، وانتهى الأمر بـ ٦٢ منهم (٦٦ ٪) إلى خلع أسنانهم!!

(أ) الخدمات الوقائية:

النشاطات الوقائية (مثل رعاية الأمومة والطفولة والاكتشاف المبكر للأمراض والتثقيف الصحي وإصحاح البيئة وبرامج التغذية ومكافحة الأمراض المتنقلة) تؤدي من خلال المركز الصحي على شــكل خدمات متفرقة وليست على هيئة برامج متكاملة.

فإذا مــا أخذنا موضوع تطعيم الأطفال، على ســبيل المثال، نجد أن معدل الولادة في مجتمع نام ـ كتربة ـ يقدر بـ ٤٥ حالة ولادة في السنة لكل ١٠٠٠ نســمة أي ٢٠٢٥ ولادة تقريباً في السنة. ولما كان المركز الصحي هو الجهة الأساسية، إن لم تكن الوحيدة التي تصدر شهادات الميلاد لأطفال تربة، فان ســجلاته تضع أيدينا على المشكلة، فمن بين ٢٠٢٥ طفلا ولدوا – تقديراً – فــي تربه في عام ١٤٠٠هـ، صدرت فقط ٦٤٠ شــهادة ميلاد، وحصل ٢٥٨ طفلاً فقط على الجرعات الوقائية للقاحي الشلل والثلاثي كاملة أي ١٢,٧٪ فقــط من مجموع من ولدوا فــي تربة خلال العام. وقي تقدير منظمة الصحة العالميــة أن ٨٠٪ علــى الأقل من الأطفال الرضع فــي أي مجتمع يجب أن يكونوا مطعمين ضد الأمراض.

وإذا ما استعرضنا الرعاية الطبية للأمهات الحوامل، نجد أنه من بين ٢٠٢٥ سيدة حملت في تربة خلال العام ـ تقديراً ـ زارت المركز الصحي منهن ٢٠٨ سيدات فقط (١٠٪) فحصتهن الطبيبة ووصفت لهن علاجاً ولكنهم لم يعطين رعاية متكاملة (علاجية ووقائية)، وقامت المرضة بالإشــراف على ٢٧٩ حالة وضع في المنازل، أي ١٤٪ فقط من مجموع الولادات.

نظام وزارة الصحة لا يسمح للطبيب بزيارة المنازل، خشية الاستغلال المادي، هـذا النظام مع مـا فيه من رغبة صادقة في الإصلاح، إلا أنه يحرم الطبيب ومسـاعديه من الاتصال بالأسرة، ويحول بين المركز وبين أن يخرج بخدماته إلى المجتمع والبيئة.

الرعاية الصحية لأطفال المدارس مسئولية الصحة المدرسية والتي تتبع وزارة المعارف. وفي تربة كلها طبيب واحد مسئول عن الرعاية الصحية لنحو ٢٠٠٠ تلميذ في ١٧ مدرسـة. يقوم الطبيب في كل عام بزيارة واحدة أو اثنتين فقط لكل مدرسة!

خلاصـة القـول.. النشاطات التي يقوم بها المركز الصحي قاصرة على الخدمات العلاجية دون الوقائية. وحتى بالنسبة للخدمات العلاجية فهي لا تعدو الفحص العاجل للمريض وصرف الدواء له. فالطبيب يبذل من وقته حول دقيقة وثانية لكل مريض. ومن البدهى أن هذه الفترة لا تكفي للوصول إلى التشخيص السليم، أو إعطاء العلاج المناسب، وبالرغم من الإمكانات المتاحة فإن وسـائل التشخيص الموجودة كالمختبر أو الأشعة لا تستغل بقدر كاف ـ كما أن ٦٦٪ من مرضى الأسنان تخلع أسنانهم المصابة ولا وقت للعلاج أو الوقاية. وبعملية حسابية بسيطة، نجد أن الأطباء الأربعة ومعاونيهم لديهم من الوقت الفائـض ما يمكنهم ـ لو أرادوا وأراد النظام ـ أن يسـتفيدوا منه في القيام بنشـاطات صحية متعددة تهدف إلى رفع المستوى الصحي في المجتمع، بما في ذلك نشر الوعي الصحي ورعاية الأمومة ومكافحة الأمراض المتنقلة، هذا بالإضافة إلى بعث روح المشاركة في المشاريع الصحية بين الأهالي.

ويبقى السـؤال الرئيسي قائماً: لماذا لا تستغل إمكانيات المركز الصحي ـ البشـرية والمادية ـ في إعطاء الرعاية الصحية الشاملة بشـقيها (العلاجي والوقائي) بـدلاً من الاكتفاء بصرف الدواء للمرضى؟ لعل هناك أكثر من إجابة على السؤال:

أولاً: ثقافة المجتمع:

يوجد دائماً فرق بين ما يطلبه الناس من جوانب الرعاية الصحية وما يحتاجونه فعلاً. في مجتمع نام مثل مجتمع تربه نجد أن متطلبات السكان من الخدمات الصحية بسيطة لا تعدو توفر الطبيب والأدوية وقد يطلب البعض منهم مستشفى أو جهازاً للأشعة، في حين أن حاجتهم الحقيقية - إلى جانب الطبيب والأدوية والمستشفى - تشمل توافر مصادر نقيه للمياه، وبرامج رعاية الأمومة والطفولة، والتثقيف الصحي، وإصحاح البيئة، وتطعيم الأطفال .. الخ. وكلما تقدم المجتمع ثقافة ووعياً، كما هو الحال في أوربا وأمريكا الشمالية، كلما ضاقت الفجوة بين ما يطلبه الناس وما يحتاجونه إليه فعلاً.

في المجتمع النامي لا يتوقع الأهالي عادة من الطبيب أن يقضي وقتاً طويلاً في الفحص الإكلينيكي وما يصاحبه من فحوصات معملية، ولربما فضلوا في الطبيب السرعة وعدُوها من فضائله ودلائل براعته.

حدثني من أثق فيه فقال- وفي نبرة صوته إعجاب- في الهند أطباء يستطيعون أن يشخصوا علة المريض بمجرد أن يجس أحدهم نبض المريض أو ينظر في عينيه. ومن بين من عرفت من الأطباء، طبيب يفحص في عيادته الخاصة نحوا من ٢٠٠ مريض في اليوم الواحد وهو لا يزيد فيما يفعل على أن يفحص مريضه في عجالة وينتقل من مريض إلى مريض في دقائق، ومع هذا فقد طبقت شهرته آفاق المدينة وتعدتها.

المرضى في تربه - كما أسلفت - يتوقعون من الطبيب أن يعطيهم حقناً حتى تذهب بالدواء مباشرة إلى الدم. وقبل أعوام عندما كان الطبيب حديث عهد بالمركز كان يقاوم إعطاء الحقن إلا للضرورة، ولكنه ما لبث أن رضخ لضغط الأهالي وأصبح يصرف الحقن حسب الطلب بعد أن لاحظ أن المرضى تحولوا عنه إلى ممرض كان يحتفظ في بيته بمجموعة من الحقن يصرفها لمن يطلبها بمقابل!!

الناس في المناطق الريفية ـ ما عدا القلة الواعية ـ لا يتوقعون من الطبيب أن يقـوم بأية برامج وقائية، وأذكر طبيباً في إحدى المناطق الريفية، عاش يعمل في المركز الصحي عشـر سـنوات، لم يقم خلالها بإعطاء أي لقاحات للأطفــال ـ دعك من بقية البرامج الصحية الوقائية ـ وعندما أرادت مديرية الشـئون الصحية نقله للعمل في إحدى المدن، كان أهالـي القرية أول من عارض في نقله.. فقد عاش بينهم يستجيب لطلباتهم فيرضيهم وإن لم يتصدَ لاحتياجاتهم الحقيقية!

ثانياً: أولويات المسئولين:

يتوقع المسـئولون من الطبيب أن تكون علاقاته حسـنة مع الناس، فالمملكة ـ والحمد لله ـ بلد تتصل الرعية فيه بولي الأمر مباشرة ودون ما حجاب، وإذا ما شعر إنسان بأن طلباته لم يستجب لها فما أسهل أن يرفع أمره عبر الصحف. ومن هنا كان إرضاء الناس واجتناب الشـكوى أحد المحاور الأسـاسـية في الإدارة الصحية، ليس في بلادنا فحسب وإنما في كثير من الأمم.

والإدارة الصحيـة لا تتوقـع من الطبيب أن يقوم بزيارة المنازل، بل هي لا تريده أن يفعل خشية أن يستغل هذه الزيارات في الحصول على مقابل مادي لعمله. والإدارة لها عذرها من جهة ولكن هذا المنع من جهة أخرى يحجب عن الطبيب وفريقه الصحي فرصة الاتصال الحقيقي بالمجتمع. وكثيراً ما تسأل الطبيب عن غذاء الأسـرة في المجتمـع الذي يعيش بين ظهراني أهله أو عن مرض من الأمراض له علاقة بالعادات والتقاليد فتجده لا يعرف، وبالتالي فإن ممارسته للتطوير الصحي والوقاية من الأمراض محدودة.

ثالثاً: الأطباء.. وتطوير الصحة العامة:

توقعـات الطبيب من المجتمع والناس ومن العاملين معه بل وقل من نفسـه،

تشكل عاملاً أساسياً في تحديد مهمته وطبيعة عمله. الطبيب في العادة يرى في نفسه (دكتوراً) مهمته أن يشخص المرض ويكتب العلاج لمن أتاه يسعى إليه من المرضى وهو اتجاه هيأته له دراسته الطبية. فقد عاش يتعلم ويتدرب في فصول الكلية وداخل جدران المستشفى، ولم تتح له فرصة كافية ليتعرف على أسباب المرض الحقيقية التي تكمن جذورها في البيئة والمجتمع. نظرة الطبيب إلى دوره لا تعدو التشخيص والعلاج، ودراساته الطبية ـ كما هو الحـال في أغلب كليات الطب ـ أمدَته ولا شك ببعض المعلومات عن الوقاية والتطوير الصحي، ولكنها لـم تورثه معرفة كافيه بعوامل المرض الكامنة في البيئـة والمجتمع، ولم تعطه الدربة الكافية للتصدي لهذه العوامل في مظانها واستئصالها من جذورها، بأن يتناولها بالوقاية قبل العلاج، وباكتشاف بوادر المرض قبل أن يصل إلى مضاعفاته، وبالعلاج المبكر قبل العلاج المتأخر.

النتيجة هي أن إسهام المركز الصحي في تطوير الوضع الصحي في تربة إسهام محدود. والرعاية الصحية التي كانت تقدم في عام ١٩٨١ لا تكاد تختلف في جوهرها عن الرعاية الصحية التي كانت تقدم لهم قبل ١٤ عاماً أي في عام ١٩٦٧م. أما التقدم الملحوظ في مستوى الصحة العام في تربة فيرجع الى التطور الاقتصادي والاجتماعي والتعليمي الذي بدت ملامحه ظاهرة في تربة.

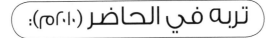

تربه في الحاضر (٢٠١٠م):

في صيف ٢٠١٠ اتصلت بصديقي معالي الدكتور راشد الراجح من أشراف تربه لأنسق معه لزيارة قصيرة أخطط للقيام بها الى تربة من أجل أن أكتب عنها فصلا في كتابي هذا الذي بين يديك . ومن خلاله تواصلت مع الأخ عبد الله محمد الشريف من منسوبي إدارة التعليم في تربه، والذي زودني ببعض المعلومات الأساسية عن الصحة والتعليم في تربه.

غادرت مكة بالسيارة إلى تربه بصحبة الدكتور محمد عبد الله الشريف استشاري طب الأسرة.

يا لفعل الزمن وما يتركه من آثار في الأماكن والبشر. المكان الوحيد الذي استطعت أن أتعرف عليه في مدينة تربه كان مركز التنمية الاجتماعية الذي عشت فيه ردحاً من الزمن.

جاشت نفسي بالذكريات وأنا أتنقل بين أرجائه. هنا كان مكتبي ومختبري وغرفة الفحص الطبي. وفي الدور الأعلى الصالة التي كانت لي ولأسرتي مقاماً. وأمامها يمتد سطح كنت أقطعه في أوقات الأصيل كل يوم ذهاباً وإياباً أحتضن آمالي وأحلامي. أما تربه التي عهدتها قرية صغيرة ببيوتها المتناثرة وشوارعها الترابية الضيقة، تحف بها وتتخللها المزارع، فقد تحولت إلى مدينة تعج بالحركة وتتطاول فيها البنايات وتتقاطر في شوارعها المزفته السيارات.

ثلاثة وأربعون عاماً مرت ما بين عام ١٩٦٧ وعام ٢٠١٠ تغيرت فيها معالم تربه. تحولت قرية السوق وما حولها من قرى وهجر ومضارب للبادية الى محافظة تتوسطها مدينة تربه، مدرستي البنين والبنات التي كان يؤمها بضعة محدودة من التلاميذ غدت في أقل من نصف قرن ٦٩ مدرسة. الرعاية الصحية التي كان يقدمها مركز صحي وحيد يعمل فيه طبيب وممرضة أصبح

يقدمها مستشفى به ٥٠ سريراً ويعمل فيه ٣٨ طبيباً ويحيط به ثمانية مراكز صحية يعمل فيها ١٤ طبيباً وطبيبة بالاضافة الى طبيبي أسنان و ٢٥ فنيا صحيا.

هذه الأرقام تدل على ما حققته تربه من تقدم في الخدمات التعليمية والصحية عبر نصف قرن، وتعكس ما حققته المملكة من انجازات. بقى سؤال واحد يلح على خاطري .. إلى أي مدى أسهمت مراكز الرعاية الصحية الأولية بما حوت من أطباء وفنيين في الارتفاع بالمستوى الصحي لأهالي تربه. وكان على أن أجيب على هذا السؤال خلال هذه الزيارة القصيرة.

بدأت بزيارة محافظ تربه الأستاذ مهدي محمد العيافي. حدثته عن أملي في أن ينشأ في تربه مركز لأبحاث الرعاية الصحية , وأن تصبح تربه نموذجا يحتذى في الرعاية الصحية الأولية. تمنى لي التوفيق وهو يودعني. ومن ثم أخذت طريقي إلى المركز الصحي الإشرافي في تربه.

يقع المركز في وسط مدينة تربه ويعمل به أربعة أطباء وطبيبا أسنان وتسعة عشر ممرضة وممرضا وفنيا صحيا. للمركز مهمتان أولاهما تقديم الرعاية الصحية الأولية لسكان مدينة تربه وعددهم نحو ٢٤ ألف نسمه، والثانية توفير الدعم والمساندة لسبعة مراكز صحية فرعية تنتشر في بقية محافظة تربه ولذا سمي المركز الصحي الإشرافي.

حرصت على أن أراقب الطبيب في المركز الصحي الإشرافي وهو يستقبل مرضاه. لم يستغرق فحص المريض وكتابة وصفة الدواء أكثر من دقيقة ونصف في المتوسط.. لا يوجد أي نشاط للستة أطباء وأطباء الأسنان و١٩ ممرض وممرضه وفني صحي خارج جدران المركز الصحي. لا يوجد جهاز أشعة ولم أعثر على جهاز لقياس ضغط الدم في عيادة الطبيب.

متوسط عدد زوار المركز ٢٧٥ مريضاً في اليوم أي أن كل طبيب من الأطباء الأربعة يفحص ويعالج حوالي ٧٠ مريضاً في اليوم. يستغرق فحصهم ووصف الدواء لهم ساعتين أو حتى ثلاث ساعات يومياً (باعتبار دقيقة

ونصــف للمريض)، ويظل هناك نحو خمس ســاعات من وقت كل طبيب من الأربعة أطباء ووقت كل ممرض وممرضه وفني صحي من التسعة عشر، كان بالإمكان أن تستغل في تطوير الصحة العامة في مجتمع تربه.

فــي مجتمع نام مثل تربــه معدل الولادات عــادةً ٤٥ ولادة لكل ١٠٠٠ من الســكان، أي أننا نتوقع أن تكون قــد تمت حوالي ١٠٨٠ولادة في العام في مدينة تربه. فإذا ما عدنا إلى السجلات الطبية بالمركز وجدنا أن عدد الأمهات المســجلات ٤٣٢ أم. وإن قيل لي أن بعض الولادات تتم في المستشــفى أو خارج محافظة تربة.

تقدم أحدى الممرضات برنامجاً للتثقيف الصحي لبنات المدارس بمعدل ثلاث محاضرات شهرياً.. تقرؤها من ورقة !! لم أعثر في المركز على وسائل للتثقيف الصحــي مثل الكمبيوتر المحمول أو جهاز للعــرض أو وســائل للإيضــاح. اللهم إلا بضع كتيبات ونشرات وصلتهم من الطائف.

النتيجــة التــي خلصــت بها مــن زيارتــي للمركــز الصحي في تربــة هي أن الإمكانات البشــرية الموجودة في المركز، لو أنها كانت مدربة ومهيأة فإنها تكفــي وتزيــد لكي يتحول المركــز الصحي من مجرد مركــز يصرف الدواء لمراجعيه من المرضى إلى مركز صحي نشط يسهم في نشر الوعي الصحي وإصحــاح البيئــة والاكتشــاف المبكــر للأمــراض وإعطــاء برامــج التغذيــة وتطوير الصحة المدرسية.

لا يمكن أن نطالب العاملين في المركز بهذه النشاطات لأكثر من سبب. أولها أنه ينقصهم وضوح الهدف. وثانيها يعوزهم التدريب، وثالثها لا توجد خطة واضحــة المعالم مطالبون بتنفيذها ومســئولون عنها. إذن من المســئول عن تفعيل الإمكانات البشرية والمادية الموجودة في المركز الصحي الإشرافي؟

هــل هي محافظة تربه؟ أم مديرية الشــئون الصحية بمكــة؟ أم هي وزارة الصحة؟ أم هم الثلاثة مجتمعون؟

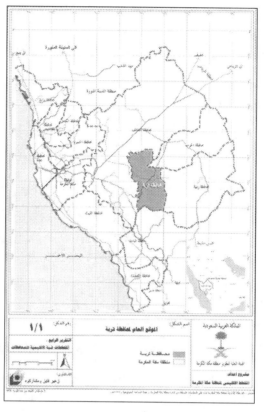

تربة في الحاضر

أكرمني الأستاذ عبد الله الشريف فأولم لي وليمة تجلى فيها الكرم العربي الأصيل، وحضرها مجموعة من وجهاء تربه ومسئولي الدوائر الحكومية فيها. دار الحديث بيننا عن مستقبل الرعاية الصحية في تربه وكيف أنها بالإمكانات التي فيها إذا ما أحسن الاستفادة منها يمكن أن تصبح نموذجاً يحتذى. اقترحت عليهم أن يشارك أفراد المجتمع في تطوير الخدمات الصحية في تربه، وعلى وجه الخصوص بدعم برنامج للتثقيف الصحي. أبدوا استعدادهم وترحيبهم. والأمل كبير في أن نرى هذه الآمال تتحول قريبا إلى واقع عملي ملموس.

تربه في المستقبل (٢٠٣٥م):

كيف يمكن أن تكون الرعاية الصحية في تربه بعد ٢٥ سنه من اليوم أي في عام ٢٠٣٥؟

في يقيني أني أستطيعٍ أن أرسم الصورة التي أريدها وكلي ثقة بأني لن أجد من سيحاسبني. أولاً لن أكون - على ما أعتقد - موجوداً يومها. وثانياً من سيذكر كلامي هذا؟ في الغالب سيكون قد طواه النسيان. وعليه فسوف آخذ حريتي في الحديث.

بعد ٢٥ سنة سوف يتضاعف عدد سكان تربه إذا أستمر النمو الطبيعي كما هو (٢,٨٪ تقديراً) أي سيصبح عدد السكان حوالي ١٠٠,٠٠٠ نسمة إلا إذا تدخلت عوامل تؤدي للهجرة من تربه أو إليها. سيزداد حجم مدينة تربه وسيتضاعف عدد سكانها، وفي الوقت نفسه سوف يتقلص عدد سكان القرى والهجر، كما سيطوى آخر بدوي يجوب وادي تربه خيمته.

وكنتيجة حتمية للارتفاع المتوقع في مستوى المعيشة سوف ينخفض معدل الوفيات بين الأطفال ويزداد معدل الأعمار، وبالتالي ستزداد نسبة كبار السن، ومن ثم سيقترب شكل الهرم السكاني من الشكل المعروف في المجتمعات الصناعية، كما سيزداد عدد المتعلمين وحملة الشهادات الجامعية بازدياد عدد المدارس وإنشاء كليات المجتمع والكليات الجامعية.

سوف تتغير خارطة الأمراض فتزداد معدلات الإصابة بالأمراض المزمنة مثل السكري وضغط الدم وأمراض الشيخوخة والقلب والسمنة والتوتر والقلق وحوادث السيارات، وفي المقابل سوف تقل معدلات الإصابة بالإمراض المتنقلة والمعدية. وتبعاً لانتشار التعليم والوعي سوف يزداد الطلب على الرعاية الصحية. كما ستضيق الفجوة بين طلبات الناس واحتياجاتهم.

سوف تزداد تكلفة الرعاية الصحية لعدة عوامل يأتي على رأسها التطور المتسارع في التقنيات الطبية بما تحمله من تكلفة عالية . كما سيزداد وعي الناس وإدراكهم بأهمية الرعاية الصحية الأولية والرعاية المنزلية والطب الاتصالي. وبالرغم من هذا فلن يقل معدل الطلب على خدمات المستشفى ولكن سوف يتغير نمط الرعاية فيه. سيقل عدد أيام التنويم، وتتحول العمليات الجراحية التقليدية إلى جراحة المناظير وجراحة اليوم الواحد، وسوف تسهم تقنيات الهندسة الوراثية وزيادة معلوماتنا عن خريطة الجينات في حل بعض المشاكل الصحية ولكن ستحل غيرها مما لا يعلمه إلا الله.

سوف يتمكن الطبيب الجراح وهو في جدة أو في لندن من إجراء العملية الجراحية على مريضه المنوم في مستشفى تربه، ويصف له دواءه ويتابع حالته المرضية بالصوت والصورة ذات الأبعاد الثلاثة وهو في الطرف الأخر من الكرة الأرضية. هذا إن كان لها طرف.

كل هذه التغيرات المتوقعة سوف تتطلب أنماطاً من الرعاية الصحية تختلف عن الأنماط التقليدية التي نراها اليوم مما يعنى حتمية التخطيط المسبق لمواجهة هذه التغيرات المتوقعة. أما لو تركت الأمور للزمن فقد نجد أنفسنا يومها نقدم نفس الخدمات الصحية التي نقدمها اليوم وبنفس الأسلوب. والشاهد على ذلك التجربة التي مررنا بها في الأعوام الماضية. فبالرغم من الزيادة الكبيرة في حجم الخدمات الصحية التي حدثت خلال الخمس وأربعين سنة التي مضت (١٩٦٧ - ٢٠١٠) مازال الطبيب يفحص المريض ويكتب له علاجه في دقيقة ونصف، وما زالت خدمات المراكز الصحية قاصرة على صرف الدواء للمرضى المراجعين بدون أن يكون لها إسهام يذكر في تطوير الوضع الصحي.

وإذا كنا نتوقع أن تتغير خريطة الأمراض في المنطقة، وتتغير التركيبة السكانية فيها، ويتغير نمط الطلب على الرعاية الصحية ونمط تقديمها، فمن

الواجب أن نواجه هذه التغيرات مسبقاً بأسلوب علمي. ولن يكون ذلك إلا بأن نضع أهدافاً بعيدة المدى. وأن نسأل أنفسنا بأذهان متفتحة.. كيف يمكننا أن نواجه تحديات المستقبل؟ الإجابة على السؤال تقتضي أن نولي البحث الطبي التطبيقي أهمية قصوى. وأن نكون على استعداد لأن نجرب أكثر من طريقة وأكثر من أسلوب. وأن نتقبل احتمال الفشل والنجاح. وأن نتعلم من تجاربنا.

أما الاقتراح الذي أطرحه فهو أن ينشأ في تربه مركز لبحوث الرعاية الصحية. وأن نسعى لأن تكون الرعاية الصحية في تربه نموذجاً يحتذى في بقية أنحاء المملكة.

أما لماذا تربه؟ فلأكثر من سبب. منها أنه سبق أن أجريت فيها دراسة علمية موثقة. كما أن أهلها ـ كما لمست ـ مستعدون للتعاون في مثل هذا المشروع. أضف الى ذلك أن محافظة تربة محدودة من حيث المساحة وعدد السكان، وتجمع بين المدينة الصغيرة والقرى من حولها، وفيها مقومات الرعاية الصحية من مستشفى و مراكز صحية، ويجاورها غير بعيد عنها ثلاث كليات طبية في جدة ومكة والطائف. ولو أننا اقترحنا مكانا آخر غير تربة، ما عدمنا أن يعترض عليه معترض ليقول لماذا هنا وليس هناك؟ وعليه فلنبدأ وعلى بركة الله.

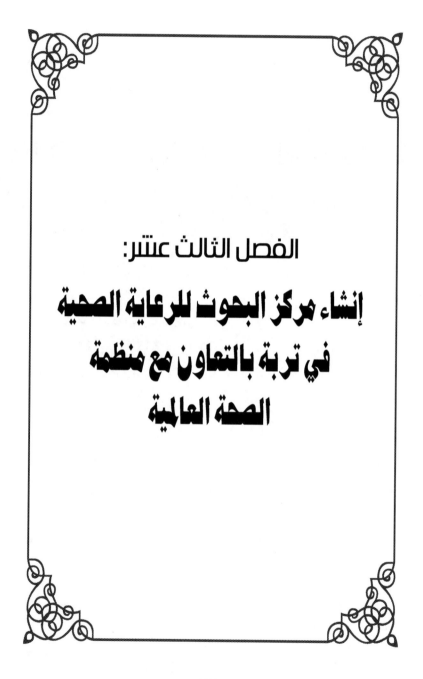

الفصل الثالث عشر:

إنشاء مركز البحوث للرعاية الصحية في تربة بالتعاون مع منظمة الصحة العالمية

نحن في أمس الحاجة الى البحوث الصحية التطبيقية . وكتمهيد لفكرة إنشاء مركز للبحوث الصحية التطبيقية في تربة، سوف أبدأ بمقارنة الموارد الصحية في تربه بالموارد الصحية في المملكة في عام ٢٠١٠. ثم نضع تصورا للرعاية الصحية في تربه كيف يمكن أن تكون في عام ٢٠٣٥م.

جدول (٢) الموارد الصحية في تربه مقارنة بمثيلاتها في المملكة في عام ٢٠١٠

الموارد الصحية	المعدل في المملكة	المعدل في تربه	العدد في تربه
أسرة المستشفيات	٢,٢ لكل ١٠٠٠ من السكان	١,١ لكل ١٠٠٠ من السكان	٥٠
الأطباء وأطباء الأسنان	٢ لكل ١٠٠٠ من السكان	١ لكل ١٠٠٠ من السكان	٥٥
الفنيون الصحيون	٢,٩ لكل طبيب	٢ لكل طبيب	١٠٦
المراكز الصحية	١ لكل ١٢,٣٠٠ من السكان	١ لكل ٧٠٠٠ من السكان	٨

لننتقل الآن من هذه المقارنة بين تربة والمملكة إلى الموارد الصحية المطلوب توفرها في تربه في عام ٢٠٣٥ بافتراض أن عدد السكان سيصبح ١٠٠,٠٠٠ نسمة. وليكن واضحاً أن ما سأفترضه من أرقام هي أرقام تقديرية قابلة للمناقشة والتعديل.

في عام ٢٠٣٥م سوف تحتاج تربه إلى سرير لكل ١٠٠٠ نسمة أي إلى ١٠٠ سرير. وإلى طبيب لكل ١٠٠٠ نسمة. أي إلى ١٠٠ طبيب وإلى ٨ فنين صحيين لكل ١٠٠٠ نسمة أي ٨٠٠٠ فني صحي.

جدول (٣)الفرق بين الموارد الصحية المتوافرة الآن في تربة ، وما هو مطلوب منها في عام ٢٠٣٥

الموارد الصحية	المتوفر في ٢٠١٠	المطلوب في ٢٠٣٥	الفرق	المعدل
الأسرة	٥٠	١٠٠	٥٠	سرير لكل ١٠٠٠ نسمة
الأطباء	٥٥	١٠٠	٤٥	طبيب لكل ١٠٠٠ نسمة
الفنيون الصحيون	١٠٦	٨٠٠	٦٩٤	٨ فنين صحيين لكل ١٠٠٠ نسمة
المراكز	٨	١٥	٧	مركز صحي لكل ٧٠٠٠ نسمة

قد يأتي من يقول .. لم لا يكون لدينا - ونحن دولة بترولية - ضعف عدد الأسرة والأطباء والمراكز الصحية المقترحة ؟ وأقول .. فليكن إذا كانت مواردنا المالية غير محدودة. أما إذا كانت الموارد المالية محدودة - كما هي العادة - فليس أمامنا إلا أن نفاضل بين البدائل . فطبيب واحد يعمل معه فريق عمل مدرب ومتجانس ومكون من ٨ فنين صحيين أجدى من طبيبين يعمل معهما ٤ فنيين صحيين، كما أن مستشفى به ١٠٠ سرير يدار بأسلوب علمي سليم أجدى من مستشفى به ٢٠٠ سرير لا يخضع لمعايير الجودة. ولكي أخرج من دائرة المحاسبة أعود فأذكر أن ما أطرحه هنا إطار عام قابل للتغيير والتبديل حسب ما يجد من ظروف وحسب ما ترتئيه مجموعة التخطيط.

ولما كانت الصحة تقاس بمجموعة من المؤشرات فسوف نختار ستة مؤشرات على سبيل المثال لا الحصر:

- ثلاثة مؤشرات للوفيات (معدل وفيات الأطفال الرضع، ومعدل وفيات الأمهات الحوامل، ومعدل الوفيات من حوادث المرور)
- وثلاثة مؤشرات للأمراض (معدلات الإصابة بأمراض السكري، وضغط الدم، والدرن).

وحيث أنه لا توجد دراسات موثقة عن هذه المؤشرات في مجتمع تربه فعلينا أن نبدأ مشروعنا بإجراء دراسات ميدانية لجمع هذه المعلومات والتي سوف تفيدنا في أمرين:

١ – توجيه مواردنا المحدودة في الاتجاه السليم، أى إعداد خطة العمل.

٢ – حسـاب هذه المؤشـرات مرة أخرى بعد ٣ سنوات لنعرف مدى التطور الذي حققناه في مستوى الصحة.

قد يقول قائل ومالنا لا نسترشـد بالمؤشرات الإحصائية في المملكة وأقول.. لما لا؟ ولكن علينا أن نضع في أذهاننا أن المؤشرات الصحية في المملكة قد لا تنطبـق على مجتمع تربه. كما أن المؤشـرات الصحية في المملكة أغلبها تقديرية بنيت على دراسات متفرقة وأخذ بعضها من سجلات المستشفيات و من ثم فهي لا تمثل الواقع الحقيقي بدقه.

أما ونحن نخطط لرعاية صحية في تربه مبنية على أسس علمية قابلة للقيـاس وتنبثـق مـن مركز إقليمي لبحوث الرعاية الصحيـة ، فعلينا أن نخصص الشهور الأولى مـن خطـة التنميـة الصحيـة فـي تربه لجمع الإحصاءات الحيوية.

كما أننـا نتحدث هنا عن الخطـوط العريضة للمشروع تاركين التفاصيل لأصحاب الشــأن الذين سيتولون تخطيطه وتنفيذه. وعلى رأسهم قيادي من الطراز الرفيع. يحسن اختياره، ويكلف بالمسئولية، وتعطى له الإمكانات وعلى رأسها قدر كاف من الصلاحيات المالية والإدارية، ويحاط بمجلس استشاري ثم يحاسب وفريقه على النتائج .

هناك بعض القواعد الأساسية في الإدارة الصحية لا يختلف عليها اثنان:

– أي خطة عمل غير مدعومة من ســلطة عليا لن تنجح. ولذا يجب أن يتصل المشروع مباشرة بوزير الصحة أو من ينيبه.

– هذا المركز يمكن أن تشــارك في التخطيط له منظمة الصحة العالمية , وقد تتبنــى فكرته مــع وزارة الصحة ليصبح مركزا إقليميا على مســتوى منطقة حوض البحر الأبيض المتوسط.

– تخصــص للمركــز الإقليمي لبحــوث الرعاية الصحيــة ميزانية كافية،

ويعطي للقائمين عليه الفرصة للحركة والإبداع بدون القيود المالية والإدارية المألوفة.

– تشكل لجنة مؤقتة للتحضير لخطة العمل ويرصد لها ميزانية لوضع الأسس والقواعد.

– تتولى المشروع إدارة يحسن اختيارها ومحاسبتها.

– يستعان في عملية التخطيط والمتابعة والتقويم للمركز بخبرات أجنبية مثل جامعة جونز هوبكنز أو جامعة أريزونا بأمريكا (لما لهما من تجربة سابقة في هذا المجال)، بالاضافة الى جامعة أو أكثر محلية.

أعود إلى مواصفات مدير المشروع قائد المسيرة .. يجب أن يكون القوي الأمين. ولا يعوزنا البحث عنه بين أكثر من مائتين من حملة الشهادات العليا في العلوم الصحية في سن الشباب والفتوة، ممن درسوا وتمرسوا في مسائل الإدارة والتخطيط الصحي وتعلموا منهجية البحث العلمي.

كلمة الختام في حديثي هذا هو أن الأمة العربية متهمة بإهمالها للبحوث العلمية التطبيقية. وإنشاء مثل هذا المركز في تربه لبحوث الرعاية الصحية سوف تستفيد منه محافظة تربه، كما ستستفيد منه بقية مناطق المملكة. ليس ذلك فحسب وإنما يمكن أن تتخذه منظمة الصحة العالمية مركزاً إقليمياً تسترشد به دول الخليج والعالم العربي مما سيرفع سمعة المملكة عالمياً في مجال الرعاية الصحية.

أسأل الله أن يوفق ولاة الأمر والمسئولين في بلادنا إلى تبني هذه الفكرة وتحويلها من حلم إلى واقع. سائلا المولى جل وعلا أن يهدينا الى سواء السبيل.

كتب للمؤلف

باللغة العربية:

١- الصحة العامة في المجتمع العربي. القاهرة: منشورات مطبعة سجل العرب، ١٩٧٥.

٢- صحة الأسرة. جدة: مطبوعات تهامة، ١٩٨٤.

٣- كيف تتقي الأمراض وضربة الشمس في موسم الحج. الرياض: مطابع سفير، ١٩٨٤.

٤- الصحة في المملكة العربية السعودية. الرياض: مدينة الملك عبد العزيز للعلوم والتقنية، ١٩٨٨.

٥- خلق الطبيب المسلم. الدمام: دار ابن القيم: ١٩٩٠. (اليكتروني).

٦- الرعايـة الصحيـة الأوليـة عام ٢٠٠٠. أشـرف على التعريـب بالإشـراك مع د. سيف الدين بلال. قبرص: دار دلمون للنشر، ١٩٩٠.

٧- الصحة في حفر الباطن . بالاشتراك مع د. نبيل قرشي. جدة: دار البلاد للطباعة والنشر، ١٩٩٠.

٨- القلق وكيف تتخلص منه بالاشتراك مع د. شيخ إدريس عبد الرحيم دمشق. دار القلم، ١٩٩١.

٩- الطبيب: أدبه وفقهه. بالاشتراك مع د. محمد علي البار. دمشق: دارالقلم، ١٩٩٣.

١٠- حوار بين الأم والطبيب. دمشق: دار القلم، ١٩٩٤(اليكتروني).

١١- تجربتي في تعليم الطب باللغة العربية. الدمام: نادي المنطقة الشرقية الأدبي، ١٤١٤هـ. (اليكتروني)

١٢- طب المجتمع : حالات دراسية. تحرير زهير السباعي. القاهرة: الدار العربية للنشر والتوزيع، ١٩٩٥.

١٣- التثقيف الصحي: مبادئه وأسلوبه. بالاشتراك مع حسن بله الأمين. الرياض: دار الخريجي للنشر والتوزيع، ١٩٩٦ (اليكتروني)

١٤- أيام من حياتي (سيرة ذاتية). الرياض: مكتبة العبيكان، ١٤٢٤هـ.(اليكتروني).

١٥- أخلاقيات العمل. جدة: مطابع السروات، ١٤٢٤هـ. (اليكتروني).

١٦- نحو صحة أفضل. جدة مطابع السروات، ١٤٢٤هـ. (اليكتروني).

١٧- تعليمنا إلى أين. الرياض. مطابع العبيكان ١٤٢٨ (اليكتروني).

باللغة الإنجليزية:

18 - The Health of the Family in a changing Arabia, 4th edition, Jeddah: Tehama publications; 1984.

19 - Community Health in Saudi Arabia; A Profile of Two Villages in Qasim Region, 2nd edition, Jeddah: Tehama publications; 1984.

20 - Health in Saudi Arabia - Volume one. Riyadh: Tehama publications; 1985. (Electronic).

21 - Health in Saudi Arabia - Volume Two. Riyadh: King Abdul Aziz City for Science and Technology; 1987.

22 - Co- Author in WHO Expert Committee on the Role of Hospital at the First Referral level. Technical Report Series 744. Geneva: World Health Organization; 1987.

المؤلف في سطور

المسيرة الأكاديمية

- بكالوريوس الطب والجراحة ـ جامعة عين شمس ـ القاهرة
- دبلوم طب المناطق الحارة ـ معهد بيرنارد نوخت ـ المانيا
- ماجستير ودكتوراة الصحة العامة ـ جامعة جونز هوبكنز ـ أمريكا
- زمالة الكلية الملكية للأطباء ـ بريطانيا
- أستاذ طب الأسرة والمجتمع ـ جامعة الملك سعود وجامعة الملك فيصل

الحياة العملية (سابقا)

- مدير وحدة التخطيط والبرامج والميزانية ـ وزارة الصحة
- عميد كلية طب أبها
- عميد الدراسات الطبية العليا ـ القوات المسلحة
- رئيس المجلس العربي لطب الأسرة والمجتمع
- رئيس جمعية طب الأسرة والمجتمع
- رئيس جمعية تعزيز الصحة
- عضو مجلس الشورى

العمل الحالي

- رئيس معاهد السباعي
- مستشار منظمة الصحة العالمية لتعزيز الصحة